Sobre as NCCN Guidelines for Patients®

NCCN National Comprehensive Cancer Network®

AF887984

Você sabia que os principais centros de câncer nos Estados Unidos trabalham em conjunto para melhorar o tratamento oncológico? Essa aliança de centros de câncer líderes é chamada de National Comprehensive Cancer Network® (NCCN®).

O tratamento oncológico está em constante mudança. A NCCN desenvolve recomendações para o tratamento oncológico baseadas em evidências para profissionais de saúde em todo o mundo. Essas recomendações atualizadas com frequência estão disponíveis nas NCCN Clinical Practice Guidelines in Oncology (NCCN Guidelines®). As NCCN Guidelines for Patients explicam claramente as recomendações de especialistas para pessoas com câncer e para cuidadores.

Essas NCCN Guidelines for Patients se baseiam nas NCCN Clinical Practice Guidelines in Oncology (NCCN Guidelines®) para câncer de pulmão de células não pequenas, versão 7.2024 — 26 de junho de 2024.

Consulte as NCCN Guidelines for Patients gratuitamente on-line
NCCN.org/patientguidelines

Encontre um centro de câncer da NCCN perto de você
NCCN.org/cancercenters

Conecte-se conosco

Apoiadores

NATIONAL COMPREHENSIVE CANCER NETWORK®
NCCN FOUNDATION
Guiding Treatment. Changing Lives.

As NCCN Guidelines for Patients têm o apoio e o financiamento da NCCN Foundation®

A NCCN Foundation agradece aos seguintes apoiadores corporativos por ajudar a disponibilizar as NCCN Guidelines for Patients: AstraZeneca; Boehringer Ingelheim Pharmaceuticals, Inc.; Bristol Myers Squibb; Exact Sciences; Janssen Biotech, Inc.; Regeneron Pharmaceuticals, Inc.; e Sanofi Genzyme.

A NCCN adapta, atualiza e organiza as NCCN Guidelines for Patients de forma independente. Nossos apoiadores corporativos não participam do desenvolvimento das NCCN Guidelines for Patients e não são responsáveis pelo conteúdo e pelas recomendações nelas contidas.

Para fazer uma doação ou saber mais, acesse on-line ou envie um e-mail

NCCNFoundation.org/donate

PatientGuidelines@NCCN.org

Índice

4 Princípios básicos sobre o câncer de pulmão

8 Nódulos pulmonares

18 Exames para CPCNP

27 Tratamento por estágio do câncer

35 Cirurgia

45 Radioterapia

50 Quimiorradiação

56 Cuidados na sobrevida

60 Tomando decisões de tratamento

70 Termos que você precisa conhecer

74 Colaboradores da NCCN

75 Centros de câncer da NCCN

78 Índice

© 2024 National Comprehensive Cancer Network, Inc. Todos os direitos reservados. As NCCN Guidelines for Patients e ilustrações aqui contidas não podem ser reproduzidas de nenhuma maneira para qualquer fim sem a autorização expressa por escrito da NCCN. Ninguém, incluindo médicos ou pacientes, pode usar as NCCN Guidelines for Patients para qualquer fim comercial e não pode alegar, representar ou pressupor que as NCCN Guidelines for Patients que tenham sido modificadas de qualquer maneira sejam derivadas, baseadas, relacionadas ou resultem das NCCN Guidelines for Patients. As NCCN Guidelines são um trabalho em andamento e podem ser redefinidas sempre que novos dados significativos forem disponibilizados. A NCCN não oferece garantias de qualquer tipo sobre o respectivo conteúdo, uso ou aplicação, e se exime de qualquer responsabilidade pela sua aplicação ou uso de qualquer modo.

A NCCN Foundation busca apoiar os milhões de pacientes e suas famílias afetados por um diagnóstico de câncer pelo financiamento e distribuição das NCCN Guidelines for Patients. A NCCN Foundation também está comprometida com o avanço do tratamento de câncer por meio do financiamento de médicos promissores do país no centro de inovação em pesquisa sobre o câncer. Para obter mais informações e a biblioteca completa de recursos para o paciente e cuidadores, acesse NCCN.org/patients.

National Comprehensive Cancer Network (NCCN) e NCCN Foundation
3025 Chemical Road, Suite 100, Plymouth Meeting, PA 19462 USA

1

Princípios básicos sobre o câncer de pulmão

5 O que é CPCNP?

6 O que é CPCNP inicial e avançado localmente?

6 Qual é o melhor tratamento?

7 Pontos importantes

Se estiver lendo isso, você ou alguém de quem cuida pode ter câncer de pulmão de células não pequenas (CPCNP). É o tipo mais comum de câncer de pulmão. Neste capítulo, você aprenderá que tipo de câncer é este e o que significa se ele estiver na fase inicial ou avançado localmente.

O que é CPCNP?

O câncer de pulmão de células não pequenas (CPCNP) é um tipo de câncer de pulmão. Outro tipo de câncer de pulmão é o câncer de pulmão de células não pequenas — um câncer diferente abordado em outro livro.

As células de câncer de pulmão crescem sem controle. Elas não morrem quando deveriam e produzem novas células cancerosas, que se tornam tumores.

As células cancerosas também não permanecem no mesmo lugar. Elas podem se separar do tumor, se disseminar para fora do pulmão e formar mais tumores.

O CPCNP é um tipo de carcinoma pulmonar

Quase todos os cânceres de pulmão são carcinomas. Os carcinomas pulmonares são formados por células que revestem as vias respiratórias dos pulmões. As vias respiratórias dentro dos pulmões são os brônquios, os bronquíolos e os alvéolos.

CPCNP é o carcinoma de pulmão mais comum. Outros carcinomas de pulmão são os tumores neuroendócrinos. Informações sobre tumores neuroendócrinos do pulmão estão disponíveis em

Vias respiratórias dos pulmões

O ar que você respira percorre uma série de vias respiratórias. Ele percorre a garganta e a traqueia. A traqueia se divide em duas vias respiratórias chamadas de brônquios. Dentro do pulmão, cada brônquio se divide em vias respiratórias menores chamadas de bronquíolos. No fim de cada bronquíolo estão sacos chamados de alvéolos. O oxigênio é transferido do ar para o sangue no alvéolo.

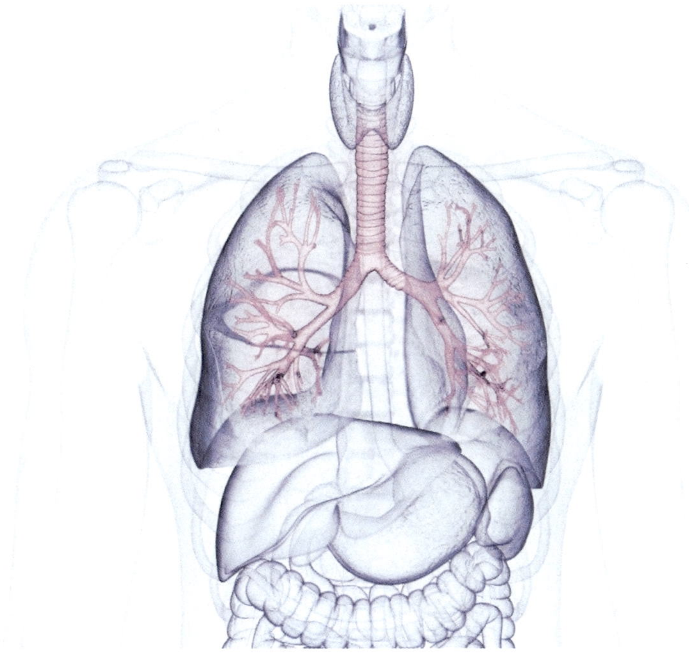

NCCN.org/patientguidelines e no aplicativo NCCN Patient Guides for Cancer.

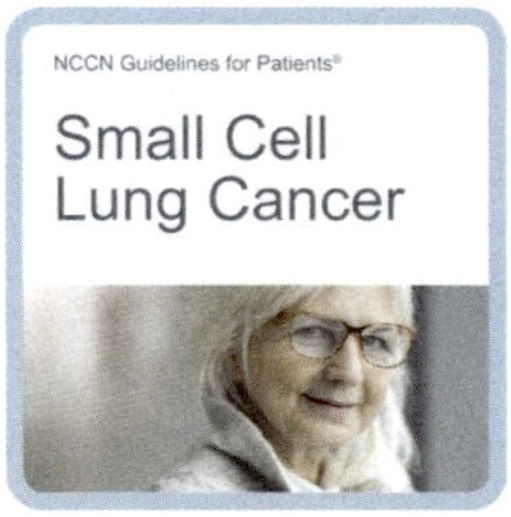

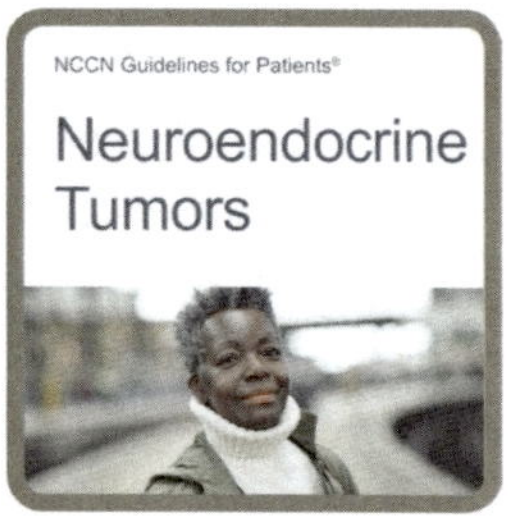

São vários os tipos de CPCNP

Cada tipo de CPCNP se forma a partir de um tipo de célula específico. Abaixo estão os tipos comuns de CPCNP:

- O **adenocarcinoma** costuma se formar a partir de células que revestem os alvéolos e produzem muco. É o tipo mais comum de CPCNP.
- O **carcinoma de células grandes** se forma a partir de quaisquer células grandes encontradas nas vias respiratórias.
- O **carcinoma de células escamosas** se forma a partir de células que revestem os brônquios.

O que é CPCNP inicial e avançado localmente?

Cânceres de pulmão iniciais e avançados localmente não se disseminaram para o revestimento de tecido em volta do pulmão e de outros órgãos. A diferença entre câncer inicial e avançado localmente baseia-se principalmente no estágio do câncer.

Estágios de câncer 1, 2 e 3

Um estágio do câncer descreve a extensão do câncer de pulmão no corpo. Os principais estágios do câncer de pulmão costumam ser escritos com números romanos — estágios I (1), II (2), III (3) e IV (4). Listaremos os estágios como 1, 2, 3 e 4 para facilitar a compreensão.

Os cânceres que se disseminaram para os pulmões não são câncer de pulmão. Por exemplo, o câncer de estômago que se dissemina para os pulmões ainda é câncer de estômago.

No diagnóstico, os cânceres de estágio 1, 2 e 3 avançaram das vias respiratórias para o tecido do pulmão. Alguns se disseminaram para estruturas próximas de combate à doença, chamadas de linfonodos.

O estágio 1 é o CPCNP inicial. Em geral, os estágios 2 e 3 são considerados avançados localmente.

Estágios e metástase de câncer

Alguns cânceres iniciais a avançados localmente se disseminam para o revestimento de tecido em volta do pulmão ou para outros órgãos após o diagnóstico e então passam a ser chamados de câncer metastático. O câncer de estágio 4 é o câncer metastático no momento do diagnóstico.

Informações sobre o CPCNP metastático estão disponíveis em NCCN.org/patientguidelines e no aplicativo NCCN Patient Guides for Cancer.

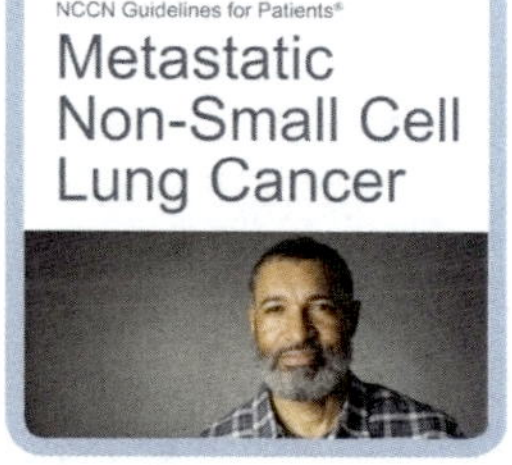

Qual é o melhor tratamento?

Não há um tratamento único para o CPCNP. O melhor tratamento é o certo para você. Os próximos capítulos explicam as recomendações de especialistas que se baseiam nas pesquisas mais recentes e nas práticas atuais em centros líderes no tratamento de câncer.

Muitas vezes, vários tratamentos são usados para obter os melhores resultados

Algumas pessoas com CPCNP inicial e avançado localmente passam por uma cirurgia para remover o câncer do corpo. Outros tipos de tratamento de câncer são usados com cirurgia para obter resultados melhores. Leia o Capítulo 5 para saber mais sobre o tratamento com cirurgia.

Se não puder passar por uma cirurgia, existem outras boas opções. Alguns cânceres iniciais são tratados com radioterapia, que é explicada no Capítulo 6. Outros cânceres são tratados com dois tipos de tratamentos chamados de quimiorradiação. A quimiorradiação é discutida no Capítulo 7.

A terapia de apoio trata dos desafios causados pelo câncer

A terapia de apoio tem mostrado expandir e melhorar a vida de pessoas com câncer de pulmão. Fale com a equipe de tratamento sobre seus sintomas e outras necessidades para obter a melhor terapia de apoio para você. Mais informações sobre terapia de apoio estão disponíveis neste livro.

Os ensaios clínicos oferecem uma esperança a todas as pessoas com câncer de pulmão

Os ensaios clínicos são um tipo de pesquisa em saúde que testa novos modos de combater o câncer. Pergunte à equipe de tratamento se há ensaios clínicos que sejam adequados para você. Leia mais sobre ensaios clínicos no Capítulo 3.

Defenda-se

Você é um membro importante da sua equipe de tratamento oncológico. Discuta as recomendações apresentadas neste livro com a sua equipe. Juntos, vocês podem criar um plano de tratamento que seja o melhor para você.

No Capítulo 9, há uma lista de perguntas sugeridas a fazer à equipe. É mais provável que você receba o tratamento que gostaria ao fazer perguntas e tomar decisões com sua equipe.

Pontos importantes

- O câncer de pulmão de células não pequenas (CPCNP) é um câncer de células de pulmão. Os cânceres que se disseminam para os pulmões não são câncer de pulmão.
- CPCNPs iniciais e avançados localmente são cânceres que avançaram das vias respiratórias para o tecido do pulmão e alguns se disseminaram para os linfonodos.
- O tratamento para CPCNP varia com base no que for melhor para cada pessoa. Quando possível, a cirurgia é utilizada como tratamento primário.

2

Nódulos pulmonares

9 Especialistas em nódulos pulmonares

10 Risco de câncer de pulmão

11 Sinais de câncer de pulmão

12 Planejamento dos cuidados de acompanhamento

12 Tipos de cuidados de acompanhamento

13 Acompanhamento de nódulos sólidos

14 Acompanhamento de nódulos subsólidos

15 Planejamento para remoção do tecido

16 Remoção de amostras para exame de câncer

16 Confirmação do câncer de pulmão

17 Pontos importantes

Muitas pessoas têm pequenas massas de tecido em seus pulmões, chamados nódulos. Um nódulo pode ser encontrado por acaso no seu pulmão. Este capítulo discute como os especialistas decidem se o nódulo é um câncer.

Especialistas em nódulos pulmonares

A maioria dos nódulos pulmonares não é câncer, mas alguns são. Os nódulos podem ser causados por câncer, infecções, tecido cicatricial e outros quadros clínicos de saúde. Quando um módulo encontrado por acaso parecer câncer, é necessário que uma equipe de especialistas decida o melhor curso de tratamento.

Sua equipe de tratamento é composta de membros de diferentes ramos da medicina, incluindo estes especialistas certificados:

- Um **pneumologista** é um médico especialista em doenças pulmonares.
- Um **radiologista torácico** é um médico especialista em imagens do tórax. Exames de imagens tiram fotografias do interior do seu corpo.
- Um **cirurgião torácico** é um médico especialista em operações no tórax.

Para decidir se um nódulo é câncer, a equipe vai:

- Avaliar seu risco de câncer de pulmão.
- Analisar as imagens do pulmão e solicitar mais exames de imagem se houver possibilidade de ser câncer.
- Fazer um procedimento chamado biópsia, se necessário.

Nódulo pulmonar

Um nódulo pulmonar é uma pequena massa de tecido no pulmão. Muitas pessoas têm nódulos pulmonares. A maioria não é câncer. Quando os nódulos são encontrados por exames de imagem, você pode precisar de mais exames para avaliar se o nódulo é câncer.

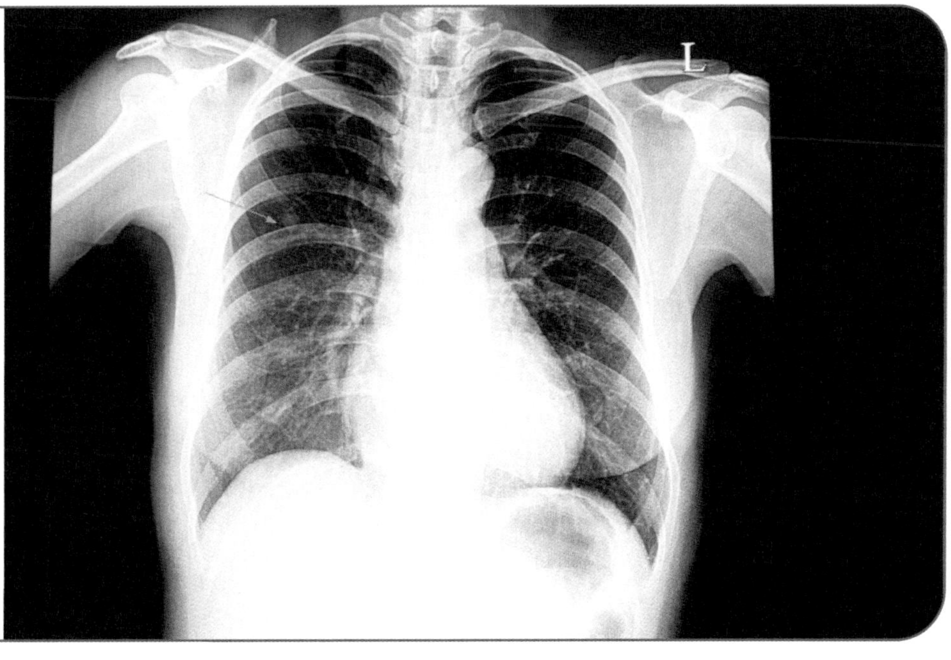

Se for improvável que o nódulo seja câncer, a equipe pode encaminhar você ao rastreamento de câncer de pulmão. O rastreamento de câncer de pulmão é destinado a pessoas com risco alto de câncer de pulmão. Informações sobre rastreamento de câncer de pulmão estão disponíveis em NCCN.org/patientguidelines e no aplicativo NCCN Patient Guides for Cancer.

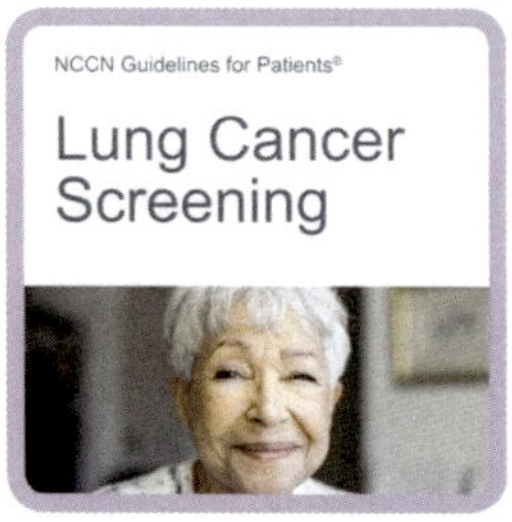

Risco de câncer de pulmão

Qualquer pessoa pode ter câncer de pulmão, mas algumas pessoas têm maior risco. Um fator de risco é qualquer coisa que aumente as chances de ter câncer de pulmão. Os fatores de risco para câncer de pulmão estão listados no **Guia 1.**

Algumas pessoas com muitos fatores de risco nunca desenvolvem câncer de pulmão. Enquanto outras pessoas sem fatores de risco desenvolvem câncer de pulmão. Os especialistas ainda estão investigando o porquê de uma pessoa ter câncer de pulmão, e outra, não.

Tabagismo

O maior fator de risco de câncer de pulmão é o tabagismo. São mais de 50 compostos na fumaça do tabaco conhecidos por causar câncer. O risco aumenta quanto mais as pessoas fumarem e por quanto tempo.

A exposição ao fumo passivo aumenta o risco de câncer de pulmão. O fumo passivo é a fumaça exalada por outra pessoa e a fumaça da queima de produtos de tabaco.

Os pesquisadores estudam modos de prevenir o câncer de pulmão causado pelo fumo. Tratamentos para prevenir o câncer são chamados de agentes de quimioprevenção. Pergunte à sua equipe de tratamento se há ensaios clínicos sobre prevenção de câncer de pulmão dos quais você pode participar.

Agentes causadores de câncer

Você tem mais chances de desenvolver câncer de pulmão, principalmente se fumar, depois da exposição a:

- Radônio.
- Amianto.
- Arsênico, berílio, cádmio, cromo e níquel.
- Fumaça de carvão, fuligem, sílica e diesel.
- Poluição atmosférica por partículas finas, ozônio, óxidos de nitrogênio e dióxido sulfúrico.

Guia 1 Fatores de risco para câncer de pulmão
Tabagismo anterior ou corrente
Exposição a agentes causadores de câncer
Idade avançada
Certos cânceres e tratamentos de câncer
Histórico familiar de câncer de pulmão
Certas doenças do pulmão, como DPOC ou fibrose pulmonar

Idade

Conforme envelhece, você tem mais propensão a desenvolver câncer de pulmão. Nos últimos anos, metade das pessoas diagnosticadas com câncer de pulmão tinham mais de 71 anos de idade. Somente sete a cada 100 pessoas com câncer de pulmão tinham menos de 55 anos de idade.

Cânceres e tratamentos de câncer anteriores

O risco de câncer de pulmão aumenta depois de ter alguns tipos de câncer:

- Ter um tipo de câncer de pulmão aumenta o risco de desenvolver outros tipos de cânceres de pulmão.
- Se teve linfoma, você tem mais propensão a ter câncer de pulmão.
- Se teve outro câncer relacionado a tabagismo, como câncer de cabeça e pescoço, seu risco de câncer de pulmão é maior.

Alguns tratamentos de câncer também aumentam o risco de câncer de pulmão:

- Receber radioterapia no tórax aumenta o risco de ter câncer de pulmão anos após o tratamento, principalmente se você fumar.
- Tratamento de linfoma de Hodgkin com medicamento contra o câncer alquilante também aumenta o risco de câncer de pulmão.

Histórico familiar de câncer de pulmão

Seu risco de câncer de pulmão aumenta se os seus pais biológicos, irmãos ou filhos tiveram câncer de pulmão. Seu risco é ainda maior se o câncer de pulmão ocorrer em uma idade jovem ou entre vários parentes.

Outras doenças de pulmão

Algumas doenças de pulmão podem aumentar o risco de câncer de pulmão. Existe uma forte associação entre câncer de pulmão e outras doenças:

- A doença pulmonar obstrutiva crônica (DPOC) dificulta a respiração porque o tecido do pulmão está lesionado ou tem muito muco.
- A fibrose pulmonar é um tecido cicatricial grande do tecido do pulmão que dificulta a respiração.

Sinais de câncer de pulmão

Nódulos pulmonares costumam ser descobertos casualmente em imagens médicas feitas para um problema de saúde não relacionado. Eles podem ser inicialmente detectados por raio X do tórax, exame de tomografia computadorizada (TC) ou tomografia por emissão de pósitrons (PET). Os nódulos pulmonares nos exames de imagem costumam ser chamados de manchas ou sombras.

O radiologista avaliará as imagens para decidir se o nódulo pode ser câncer. Resultados importantes são as características do nódulo, tecido do pulmão com alteração e pontos quentes no PET.

Características do nódulo

Os nódulos causados pelo câncer têm características específicas. Não é provável que eles tenham cálcio e, em comparação a nódulos sem câncer, costumam ter essas características:

- Bordas irregulares e formatos estranhos.
- Crescimento rápido e tamanho grande.
- Densidade alta.

Tecido do pulmão com alteração

Além dos nódulos, os exames de imagem pode mostrar outros achados com alteração. Ele pode mostrar inflamação no tecido e cicatrizes no tecido.

Pontos quentes no PET

Os nódulos neoplásicos costumam aparecer como pontos quentes no PET. Antes do exame, um radiomarcador será injetado em uma das suas veias. As células cancerosas consomem mais do marcador que as células normais e aparecem como pontos brilhantes (quentes) no exame. Vários problemas de saúde podem causar pontos quentes, então, a causa precisa ser confirmada por outros exames.

Planejamento dos cuidados de acompanhamento

Depois da descoberta de um nódulo pulmonar, é comum marcar cuidados de acompanhamento. Isso não é necessário para a maioria dos nódulos pulmonares. Os cuidados serão marcados quando um nódulo puder ser uma neoplasia e mais exames forem necessários. Sua equipe de tratamento desenvolverá um plano de cuidados de acompanhamento específicos para você.

Características do nódulo

As recomendações da NCCN para os cuidados de acompanhamento se baseiam em duas importantes características de referência do nódulo:

- A **densidade do nódulo** descrita como sólida ou subsólida.
- O **tamanho do nódulo** medido em milímetros (mm).

Para entender o tamanho do nódulo, compare com a ponta de um lápis novo. A ponta do lápis tem cerca de 2 mm.

O primeiro acompanhamento se baseará nas características do nódulo observadas no exame de referência. O acompanhamento seguinte, se necessário, se baseará na comparação do exame de referência com o exame atual.

Tipos de cuidados de acompanhamento

Os três tipos de cuidados de acompanhamento para nódulos pulmonares são exame de TC, PET/TC e biópsia.

Por que fazer exames? Exames são menos invasivos que biópsia.

Você pode fazer uma tomografia computadorizada de baixa dose (TCBD) ou uma tomografia computadorizada diagnóstica. A TCBD usa muito menos radiação que um exame comum. Esse exame também não exige contraste, que é a substância que torna as imagens mais nítidas. A TCBD é preferida pelos especialistas da NCCN para rastreamento de câncer exceto se uma imagem mais clara for necessária.

Com frequência, um exame de TC não mostra claramente se um nódulo é câncer. Em vez disso, o exame precisa ser repetido periodicamente.

Um exame PET/TC depois de TC pode encontrar câncer mais rápido que repetidas TC.
O PET/TC também é útil por mostrar sinais de câncer se disseminando no corpo. Todo o seu corpo será examinado, ou o exame se estenderá de acima do seu pescoço até metade das coxas.

Por que fazer uma biópsia? Se a equipe suspeitar de câncer, uma biópsia pode economizar tempo ao permitir que você dê início ao tratamento de câncer mais cedo. Uma biópsia remove uma pequena parte do tecido ou do líquido para exame oncológico. Mais informações sobre biópsias estão disponíveis em *Remoção de amostras para exame de câncer.*

Acompanhamento de nódulos sólidos

Nódulos sólidos são densos e parecem nuvens grossas nos exames de imagem. Os cuidados de acompanhamento desses módulos são parcialmente baseados no seu risco para câncer de pulmão. Se o risco for baixo, você pode ter fatores de risco menores ou não ter riscos. Você pode não ter fumado ou fumado muito pouco.

Nódulos sólidos com menos de 6 mm em tamanho não precisam de cuidados de acompanhamento.

Sua equipe decidirá que tipo de cuidados de acompanhamento é necessário.

Nódulos entre 6 mm e 8 mm em tamanho serão examinados a cada 6 a 12 meses, e se você tiver risco alto para câncer de pulmão, serão investigados uma segunda vez entre 18 e 24 meses. Nódulos com mais de 8 mm podem ser investigados com TC em três meses ou PET/TC imediatamente, ou podem passar por biópsia.

Os cuidados de acompanhamento para nódulos sólidos estão listados no **Guia 2.**

Guia 2
Cuidados de acompanhamento para nódulos pulmonares sólidos

Risco baixo de câncer de pulmão	**O nódulo tem menos de 6 mm**	Não é necessária uma rotina de cuidados de acompanhamento. Sua equipe decidirá as próximas etapas de cuidado.
	O nódulo tem entre 6 e 8 mm	Um exame de TC é recomendado em 6 a 12 meses depois do primeiro exame. Se não houve aumento no tamanho e na densidade do módulo, você pode precisar fazer outro exame de TC em 18 a 24 meses depois do primeiro exame.
	O nódulo tem mais de 8 mm	Há três opções: • Exame de TC em 3 meses • Exame PET/TC imediatamente • Biópsia imediatamente
Risco alto de câncer de pulmão	**O nódulo tem menos de 6 mm**	É uma opção fazer um exame de TC nos 12 meses depois do primeiro exame. Se não houver aumento no tamanho ou na densidade do nódulo, sua equipe decidirá as próximas etapas de cuidado.
	O nódulo tem entre 6 e 8 mm	Um exame de TC é recomendado em 6 a 12 meses e mais uma vez em 18 a 24 meses depois do primeiro exame.
	O nódulo tem mais de 8 mm	Há três opções: • Exame de TC em 3 meses • Exame PET/TC imediatamente • Biópsia imediatamente

Acompanhamento de nódulos subsólidos

Nódulos subsólidos são menos densos que nódulos sólidos. Eles incluem nódulos não sólidos e nódulos parcialmente sólidos.

- Nódulos não sólidos parecem uma nuvem indistinta no exame de imagem. Eles também são chamados de opacidades de vidro fosco ou nódulos de vidro fosco.
- Nódulos parcialmente sólidos têm áreas de alta e baixa densidade.

Os cuidados de acompanhamento para nódulos parcialmente sólidos ou não sólidos encontrados por acaso são listados no **Guia 3.**

Muitos nódulos subsólidos desaparecem sem tratamento. Aqueles que continuam presentes podem não virar um problema.

Um nódulo subsólido com menos de 6 mm não requer cuidados de acompanhamento. Nódulos maiores ou múltiplos serão examinados novamente.

Guia 3
Cuidados de acompanhamento para nódulos pulmonares subsólidos

Um nódulo não sólido	**O nódulo tem menos de 6 mm**	Não é necessária uma rotina de cuidados de acompanhamento. Sua equipe decidirá as próximas etapas de cuidado.
	O nódulo tem 6 mm ou mais	Um exame de TC é recomendado em 6 a 12 meses depois do primeiro exame. Se não houver aumento no tamanho ou na densidade do nódulo, repita a tomografia computadorizada a cada dois anos até cinco anos depois do primeiro exame.
Um nódulo parcialmente sólido	**O nódulo tem menos de 6 mm**	Não é necessária uma rotina de cuidados de acompanhamento. Sua equipe decidirá as próximas etapas de cuidado.
	O nódulo tem 6 mm ou mais	Um exame de TC é recomendado em 3 a 6 meses depois do primeiro exame. Se não houver crescimento do nódulo e a parte sólida continuar com menos de 6 mm, repita a TC todos os anos, durante cinco anos. Se a parte sólida tiver 6 mm ou mais, você pode fazer um PET/TC ou uma biópsia.
Dois ou mais nódulos não sólidos ou parcialmente sólidos	**Os nódulos têm menos de 6 mm**	Um exame de TC é recomendado em 3 a 6 meses depois do primeiro exame do nódulo. Se não houve aumento no tamanho e na densidade do módulo, seu médico pode solicitar outro exame de TC em 2 a 4 anos depois do primeiro exame.
	Os nódulos têm 6 mm ou mais	Um exame de TC é recomendado em 3 a 6 meses depois do primeiro exame. As próximas etapas dependem do nódulo com mais chances de ser câncer.

Um só nódulo não sólido com mais de 6 mm será investigado em 6 a 12 meses depois do primeiro exame. Nódulos com mais chances de serem uma neoplasia serão investigados em 3 a 6 meses. Se o exame de acompanhamento mostrar sinais de câncer, você pode fazer um exame PET/TC ou uma biópsia.

Planejamento para remoção do tecido

O plano para remover o tecido para exame de câncer de pulmão difere entre as pessoas. Um plano que é o melhor para você pode não ser o melhor para outra pessoa.

Sua equipe deve incluir especialistas que costumam trabalhar com pessoas que tenham câncer. Os membros da equipe devem incluir profissionais e especialistas de tratamento, como:

- Cirurgião torácico
- Radiologista torácico
- Radiologista intervencionista
- Pneumologista

Ao planejar, os especialistas consideram o tamanho e o local dos tumores, o seu histórico de saúde e a experiência deles. Eles recorrem aos resultados de exames físicos e de imagem.

Sua equipe decidirá o melhor método para remoção de amostras de tecido

A remoção de tecido para exames de câncer nem sempre é simples. Sua equipe decidirá as melhores etapas para remoção de amostras de tecido. Meios para remover as amostras para exame são explicados na próxima seção.

Sua equipe pode tentar diagnosticar e estadiar o câncer ao mesmo tempo

O estadiamento de câncer é uma classificação da extensão do câncer no corpo. Será retirada uma amostra da parte do corpo que pode ter câncer e está mais distante do nódulo pulmonar para exame.

A equipe decidirá o melhor momento para o exame de câncer

Os nódulos pulmonares que podem ser removidos totalmente por cirurgia são testados antes que o tratamento de câncer tenha início. A cirurgia pode não ser uma opção de tratamento devido à sua saúde geral, ao local do nódulo pulmonar ou a câncer avançado.

Quando os nódulos forem tratados cirurgicamente, o exame de câncer será feito antes ou no dia do tratamento cirúrgico.

O exame de câncer pode ser adiado em caso de nódulos pequenos com mais chances de serem câncer de pulmão de estágio inicial. O exame de câncer feito antes da cirurgia poderia aumentar os riscos de saúde, o tempo gasto e os custos. Mais tecido do pulmão pode ser removido se o diagnóstico for câncer.

Há vezes em que é melhor diagnosticar antes do tratamento cirúrgico:

- Você não deve esperar até a cirurgia se a equipe de tratamento suspeitar fortemente de outra doença que não seja câncer de pulmão.
- Um diagnóstico precoce também é necessário se um tratamento medicamentoso para todo o corpo chamado de terapia sistêmica será administrado antes da cirurgia ou se o tratamento incluir radioterapia estereotáxica ablativa (SABR).

Remoção de amostras para exame de câncer

A equipe escolherá um método que remova tecido com menos probabilidade de ter câncer. Eles vão considerar o risco e a facilidade dos métodos e que método você prefere.

- As **biópsias com agulha externa** envolvem orientar uma agulha fina através da pele até o tumor. Esses procedimentos incluem aspiração transtorácica por agulha (ATTA), biópsia com agulha grossa, pericardiocentese e toracocentese.
- As **biópsias pela garganta** envolvem guiar ferramentas finas pela garganta até as vias respiratórias (brônquios) ou canal alimentar (esôfago). Esses procedimentos incluem broncoscopia, broncoscopia de navegação, broncoscopia por ultrassonografia endobrônquica (EBUS) radial, biópsias guiadas por ultrassonografia endoscópica (EUS) e broncoscopia robótica.
- As **cirurgias laparoscópicas** envolvem fazer pequenas aberturas no tórax. Pequenas ferramentas são inseridas por meio das aberturas para remover o tecido. Em comparação com a cirurgia aberta, esse método é minimamente invasivo, o que significa uma recuperação mais rápida. Essas cirurgias incluem mediastinoscopia e toracoscopia. A toracoscopia pode ser feita por videotoracoscopia (VATS) ou por cirurgia toracoscópica assistida por robô (RATS).
- A **cirurgia** envolve criar uma grande abertura na sua parede torácica para remoção de tecido. A cirurgia aberta raramente é necessária para diagnóstico. Você pode precisar de uma cirurgia aberta quando outros métodos não funcionarem ou um pedaço maior de tecido for necessário.

O tecido removido deve ser grande o suficiente para exame

O tecido deve ser grande o suficiente para uso do patologista em vários exames laboratoriais especiais. Os patologistas são profissionais de saúde especialistas em examinar células e tecido, e no diagnóstico de câncer.

Em alguns centros de tratamento de câncer, o patologista examina o tamanho do tecido logo após a remoção. O método é chamado de avaliação rápida no local (ROSE). Isso ajuda a evitar que o mesmo procedimento seja feito uma segunda vez.

Confirmação do câncer de pulmão

Primeiro, o patologista prepara o tecido para biópsia. Isso demora alguns dias. Depois, ele examina o tecido removido com um microscópio para classificar a doença. Isso é chamado de tipagem histológica. O tecido remanescente será guardado para possíveis exames futuros.

O patologista registrará os resultados do diagnóstico no laudo patológico. O laudo informará se há presença de câncer e se teve início no pulmão ou em outro lugar. Se o câncer teve início no pulmão, o laudo também listará o tipo de câncer de pulmão. Os tipos (histológicos) de células de câncer de pulmão incluem:

- Adenocarcinoma
- Carcinoma de pulmão de células grandes
- Carcinoma de células pequenas
- Carcinoma de células escamosas
- Tipos mistos e raros

Peça à sua equipe de tratamento uma cópia do laudo patológico e para que revisem os resultados com você. Anote e faça perguntas.

Pontos importantes

- É necessário uma equipe de especialistas para avaliar se há câncer nos nódulos pulmonares.
- O tabagismo é o maior, mas não o único, fator de risco para câncer de pulmão.
- Sinais de câncer de pulmão podem ser encontrados com exames de imagem.
- Especialistas em nódulos pulmonares avaliam as possibilidades em um nódulo com uma série de exames de TC em um período. Os nódulos que crescem rapidamente em tamanho e densidade têm mais chances de serem neoplasias.
- Se o nódulo provavelmente for câncer, você pode precisar de um exame PET/TC, ou tecido do nódulo pode ser retirado para amostra por meio de um procedimento chamado biópsia e examinado para câncer.

"Continue procurando informações e leia as informações novamente enquanto o processo de diagnóstico e tratamento continua."

3

Exames para CPCNP

19 Objetivos dos exames

20 Equipe de tratamento

20 Histórico de saúde

20 Exame físico

21 Exames de sangue

21 Exames de imagem

22 Exames de função pulmonar

22 Broncoscopia

23 Biópsia de linfonodos

24 Exames de biomarcadores

25 Terapia de apoio

26 Pontos importantes

A equipe de tratamento fará um planejamento terapêutico somente para você. Para isso, eles precisarão saber sobre seu câncer e sua saúde geral. Este capítulo descreve os exames e outros cuidados necessários para fazer seu planejamento terapêutico.

Objetivos dos exames

Nem todos os cânceres de pulmão de células não pequenas (CPCNPs) são parecidos. Antes de receber tratamento, vários exames são necessários para saber sobre o câncer e você. Esses exames vão:

- Avaliar sua saúde e bem-estar geral.
- Estadiar o câncer ao testar áreas para as quais ele pode ter se disseminado.
- Fazer um perfil do câncer por meio de exames para definir as características chamadas de biomarcadores.

Os exames para identificar a presença de CPCNP inicial e avançado localmente estão listados no **Guia 4.**

Guia 4
Exames e serviços iniciais para CPCNP inicial e avançado localmente

Exames e histórico de saúde	• O histórico clínico, incluindo perda de peso e histórico de fumo • Exame físico e status de desempenho
Exames de sangue	• Hemograma completo (HC) • Perfil químico
Exames de imagem	• TC diagnóstica do tórax e da parte superior do abdômen com contraste • Exame FDG-PET/TC • RM do cérebro se o câncer de pulmão pode ter se disseminado para o cérebro • RM da coluna e da abertura torácica se você tiver um tumor de sulco superior
Exames de pulmão	• Exames de função pulmonar • Broncoscopia
Exames de células cancerosas	• Biópsia de linfonodos • Exames de biomarcadores
Serviços iniciais	• Terapia de apoio • Tratamento para tabagismo

Equipe de tratamento

É necessária uma equipe para planejar o tratamento de CPCNP. A equipe usará os resultados do exame para planejar o tratamento. Você é uma parte importante da equipe. Fale para a equipe o que gostaria para o tratamento e quaisquer dificuldades que você enfrenta. Sua contribuição é tão importante quanto os exames para o planejamento terapêutico.

A equipe pode ser composta por vários membros:

- Oncologista cirúrgico torácico, oncologista médico e oncologista de radiação para tratar o câncer.
- Profissional de saúde de cuidados paliativos, assistente social, profissional de saúde mental e nutricionista registrado para prestar serviços de apoio.

Muitos desses especialistas recebem a ajuda de enfermeiros e enfermeiras ou de assistentes que costumam ser a primeira linha do tratamento oncológico.

Histórico de saúde

Espere que a equipe de tratamento analise sua saúde em detalhes. Isso se chama histórico clínico. A equipe buscará saber tudo o que for possível sobre a sua saúde passada e atual.

Provavelmente, perguntarão a você sobre:

- Doenças e lesões.
- Sintomas como perda de peso inexplicável, dificuldades para respirar, dor torácica e tosse.
- Medicamentos, fitoterápicos e suplementos prescritos e não prescritos.
- Cirurgias.
- Escolhas de estilo de vida, incluindo dieta, se é fisicamente ativo e se fuma ou bebe álcool.

Alguns cânceres e outras doenças ocorrem em famílias. Esteja preparado para discutir os problemas de saúde de parentes consanguíneos. Esses familiares incluem irmãs e irmãos, pais e avós biológicos, não adotivos.

Exame físico

Leve à consulta uma lista de seus medicamentos, fitoterápicos e suplementos.

Um membro da equipe também fará um exame físico minucioso do seu corpo. Esse exame pode incluir:

- Verificar seus sinais vitais — pressão arterial, frequência cardíaca, frequência respiratória, nível de oxigênio e temperatura corporal — e avaliar seu aspecto geral.
- Sentir e ouvir órgãos, incluindo o baço e o fígado.
- Apalpar para identificar linfonodos aumentados, que são pequenas estruturas de combate à doença no corpo.
- Avaliar seu nível de dor, se houver, quando for tocado.

Com base em exames e histórico de saúde, a equipe de tratamento classificará seu status de desempenho. O status de desempenho é sua capacidade de fazer as atividades do dia a dia. É um dos fatores mais importantes que a equipe usará para planejar o tratamento.

Exames de sangue

Exames de sangue são comumente usados para o rastreamento de doenças. Eles também são usados para avaliar se o câncer está afetando os órgãos.

Amostras do sangue serão removidas com uma agulha que é inserida em uma veia. Isso é chamado de coleta de sangue.

Hemograma completo

Um hemograma completo (HC) é necessário. Um hemograma completo avalia o sangue incluindo a contagem de leucócitos, de hemácias e de plaquetas.

Perfil químico

Um perfil químico avalia sais naturais no seu corpo e como está o funcionamento no seu fígado e dos seus rins.

Exames de imagem

Os exames de imagens tiram fotografias do interior do seu corpo. Eles são usados para ajudar a estadiar o câncer ao mostrar a neoplasia no tecido do pulmão e se o tumor se disseminou a partir do pulmão.

Um radiologista é um médico especialista na leitura de imagens como exames de TC, RM, PET ou raios X. Esse médico informará os resultados do exame à equipe de tratamento.

Exames feitos há mais de 60 dias não devem ser usados para decidir seu tratamento.

Tomografia computadorizada diagnóstica

Um exame de TC é um tipo de raio X mais detalhado. Ele capta várias imagens de diferentes ângulos. Um computador combina as imagens para formar fotografias em 3D.

Uma tomografia computadorizada diagnóstica mostra o tecido do corpo mais claramente. Costuma ser o primeiro exame para estadiar o câncer de pulmão. Imagens do seu tórax e da parte superior do abdômen, incluindo as glândulas suprarrenais, são necessárias.

Uma dose maior de radiação é utilizada para TC diagnóstica em comparação à TC comum. Você receberá uma injeção de contraste, se for seguro para você. O contraste é uma substância que torna as imagens mais nítidas. O contraste percorre a corrente sanguínea e sai pela urina.

Exame FDG-PET/TC

O exame PET/TC é necessário se você ainda não tiver feito esse exame. Ele pode detectar câncer que não foi encontrado somente no TC.

Todo o seu corpo será examinado, ou o exame se estenderá do seu pescoço até metade das coxas.

A PET destaca o tecido que pode ser canceroso no seu corpo. Antes do exame, você receberá uma injeção com um radiomarcador com açúcar chamado fluorodesoxiglicose (FDG). O marcador sairá do seu corpo pela urina em cerca de dois dias.

As células cancerosas consomem mais marcador que as células normais e aparecem como pontos brilhantes (ou quentes) no exame.

Vários problemas de saúde podem causar pontos quentes, então, a causa deles precisa ser confirmada por outros exames.

RM do cérebro

O câncer de pulmão tende a se disseminar para o cérebro. A RM pode mostrar pequenos tumores que não estão causando sintomas. A maioria das pessoas com câncer de pulmão precisa de um exame no cérebro, mas ele pode não ser necessário para pequenos cânceres de estágio 1.

A RM utiliza um campo magnético seguro e ondas de rádio para fazer imagens. Será usado contraste, exceto se não for seguro para você. Se não puder passar por RM, você pode fazer um exame de TC com contraste da cabeça.

RM da coluna e da abertura torácica

Tumores de sulco superior são cânceres que iniciam na parte superior do pulmão. Em geral, eles crescem para as paredes torácicas e podem se disseminar para a coluna, para os vasos sanguíneos ou para nervos. Nesse caso, a RM da coluna e da abertura torácica se faz necessária. A abertura torácica é o centro do anel de ossos no topo da caixa torácica.

Exames de função pulmonar

Para algumas pessoas, o tratamento de câncer de pulmão é baseado no funcionamento dos pulmões. Os exames de função pulmonar avaliam como você respira:

- A espirometria avalia quanto ar e com que rapidez você respira.
- Um exame de difusão de gás informa quanto oxigênio se desloca dos seus pulmões para o sangue.
- A pletismografia de câmara corporal avalia quanto ar seus pulmões conseguem manter e quanto ar é deixado nos seus pulmões depois que expira.

Broncoscopia

A broncoscopia é um procedimento que permite que os profissionais vejam o interior das vias respiratórias. Isso é feito com um dispositivo médico chamado broncoscópio. Um broncoscópio é um tubo pequeno e flexível cuidadosamente inserido na garganta e nas vias respiratórias.

Uma broncoscopia é necessária se:

- você ainda não tiver feito uma broncoscopia para diagnóstico ou estadiamento do câncer, e
- o câncer de pulmão será tratado com cirurgia.

Uma broncoscopia provavelmente poderá ser feita no dia da cirurgia para economizar tempo, custos e riscos. Às vezes, a broncoscopia é feita antes da cirurgia em casos de tumor no meio do pulmão.

Biópsia de linfonodos

Os linfonodos são estruturas pequenas e em formato de feijão que ajudam o corpo a combater a doença. Existem centenas de linfonodos em todo o corpo.

Quando o câncer de pulmão se dissemina, costuma atingir os linfonodos nos pulmões e depois os linfonodos fora dos pulmões. A equipe de tratamento usará resultados do exame de imagem para decidir se fará biópsia dos linfonodos e de quais.

Linfonodos mediastinais

O espaço entre os pulmões é chamado de mediastino. O espaço contém muitos linfonodos. É mais provável que o câncer de pulmão se dissemine para esses gânglios quando o tumor for maior e mais próximo desta área.

Para muitos cânceres de pulmão iniciais e avançados localmente, os linfonodos mediastinais precisam ser testados para identificar a presença de câncer. Não é possível fazer exames de tumores do pulmão muito pequenos que estão ao lado do pulmão oposto do mediastino.

Não são necessários exames para cânceres avançados se os linfonodos ao longo da clavícula forem examinados.

Os linfonodos mediastinais estão ao alcance de um ou vários procedimentos:

- A mediastinoscopia é feita com o uso de um dispositivo médico inserido por uma pequena abertura no tórax.
- A mediastinotomia é uma cirurgia aberta do meio do tórax por meio de uma pequena abertura próxima ao esterno.
- A biópsia guiada por ultrassonografia endoscópica (EUS) é feita com o uso de um dispositivo médico inserido no tubo alimentar (esôfago) do corpo.
- A biópsia guiada por ultrassonografia endobrônquica (EBUS) é feita com o uso de um broncoscópio.

As biópsia dos linfonodos guiadas por EBUS e EUS costumam ser feitas dias antes do tratamento cirúrgico.

Biópsia de linfonodos

É muito importante que a equipe de tratamento saiba quais linfonodos têm câncer. Há alguns métodos para examinar e remover linfonodos nos pulmões e entre os pulmões. A broncoscopia é um desses métodos.

Broncoscopia

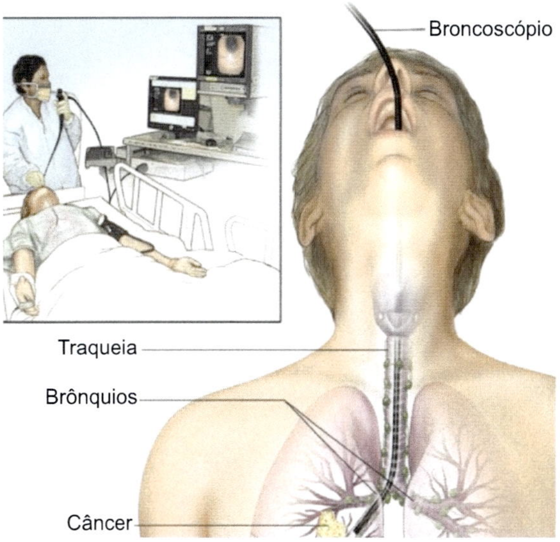

Outros linfonodos regionais

Alguns cânceres de pulmão avançados se disseminam para os linfonodos no outro pulmão ou perto da clavícula. Métodos para biópsia desses gânglios incluem:

- Uma biópsia excisional remove todo o gânglio por meio de uma abertura na pele.
- A toracoscopia é uma cirurgia que faz pequenas aberturas no tórax com pequenas ferramentas inseridas para ver e remover tecido (também chamada de videotoracoscopia, ou VATS).
- Uma biópsia com agulha envolve guiar uma agulha fina através da pele até um gânglio.

Um patologista avaliará o câncer

Patologistas são especialistas em testar células e tecidos e no diagnóstico de câncer. Eles examinam o tecido dos linfonodos com um microscópio para classificar a doença. Isso é chamado de tipagem histológica.

O patologista registrará os resultados do diagnóstico no laudo patológico. Peça à sua equipe de tratamento uma cópia do laudo patológico e para que revisem os resultados com você. Anote e faça perguntas.

Exames de biomarcadores

Os exames de biomarcadores procuram pistas biológicas ou marcadores de câncer que são diferentes entre as pessoas. Devido aos biomarcadores, um tratamento que ajuda uma pessoa pode não servir para você.

Os exames de biomarcadores são feitos no tecido tumoral removido com biópsia ou durante a cirurgia, mas uma amostra de sangue também pode ser testada.

Os exames de biomarcadores são necessários para a maioria das pessoas com câncer de pulmão que será tratada com cirurgia. Sua equipe de tratamento usará exames de biomarcadores para decidir quais tratamentos medicamentosos para todo o corpo, chamados terapia sistêmica, são as opções antes e depois da cirurgia.

Os exames de biomarcadores não são necessários para tumores de pulmão muito pequenos porque somente cirurgia tem resultados muito bons.

Os exames de biomarcadores para câncer de pulmão inicial e avançado localmente podem incluir:

Nível de PD-L1

O PD-L1, ligante 1 da morte celular programada, é uma proteína na superfície das células. O PD-L1 nas células cancerosas impede que os leucócitos chamados de células T as matem. As células cancerosas sobrevivem e produzem mais células cancerosas.

Mutações de *EGFR*

As células cancerosas têm um receptor na superfície chamado de EGFR. Os receptores da célula receberão e enviarão sinais, como antenas.

Algumas mutações no gene que produz EGFR levam à hiperatividade do receptor. A hiperatividade de EGFR faz com que as células cancerosas cresçam rapidamente. Entre as mutações de *EGFR*, a deleção de éxon 19 *EGFR* e a deleção de éxon 21 L858R *EGFR* são as mutações mais comuns.

Rearranjos no gene *ALK*

Alguns cânceres de pulmão crescem rapidamente devido a um receptor de superfície ALK hiperativo. A hiperatividade é causada quando partes dos dois genes trocam de lugar uma com a outra. Isso é chamado de rearranjos no gene.

Terapia de apoio

A terapia de apoio é um tratamento oncológico que melhora a sua qualidade de vida. Não é somente para pessoas no fim da vida que precisam de hospitalização. A terapia tem mostrado expandir e melhorar a vida de pessoas com câncer de pulmão.

Começar cedo a terapia de apoio

A terapia de apoio às vezes é chamada de cuidados paliativos porque aliviar os sintomas é o principal objetivo. Você pode passar por procedimentos que ajudam a respirar e a comer melhor, e a reduzir a tosse com sangue.

A terapia de apoio atende a muitas necessidades além do alívio de sintomas. Você pode obter ajuda para tomar decisões sobre o tratamento e a coordenação de cuidados entre profissionais de saúde. Você pode obter ajuda emocional ou espiritual, auxílio financeiro ou aconselhamento familiar.

Um especialista em cuidados paliativos pode ser um membro da equipe de tratamento oncológico. Esse especialista recebeu treinamento específico para prestar apoio adicional a você. Alguns centros de câncer têm programas de cuidados paliativos.

Outros especialistas que podem estar envolvidos no seu tratamento incluem:

- Terapeutas respiratórios
- Especialistas em reabilitação
- Nutricionistas registrados
- Assistentes sociais

A biblioteca da NCCN Guidelines for Patients tem livros sobre terapia de apoio. Esses livros se dedicam aos efeitos físicos e emocionais comuns dos muitos cânceres e seus tratamentos.

Um dos livros da NCCN é sobre angústia. Qualquer pessoa com câncer sente angústia em algum momento. É normal sentir preocupação, tristeza, desesperança e raiva. A angústia pode ser grave e afetar como você vive.

A biblioteca de NCCN Guidelines for Patients está disponível em NCCN.org/patientguidelines e no aplicativo NCCN Patient Guides for Cancer.

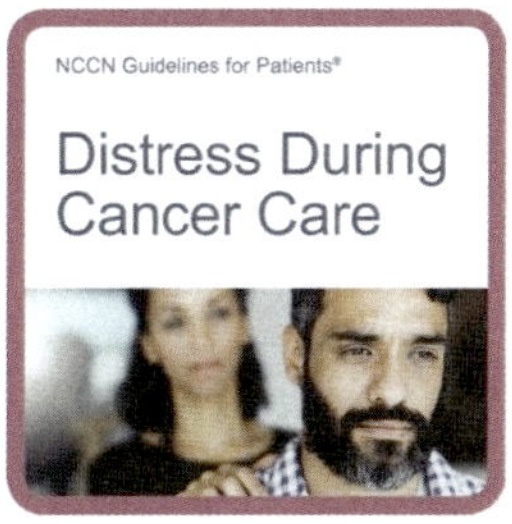

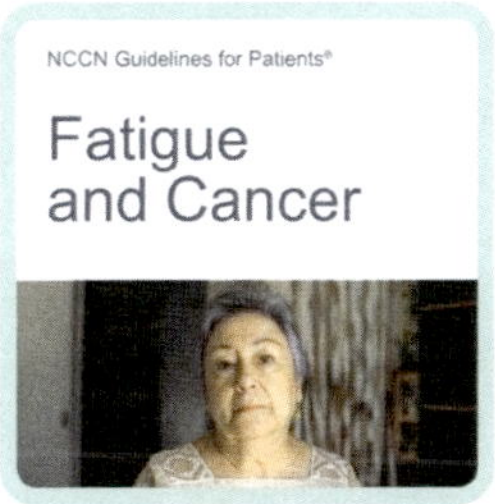

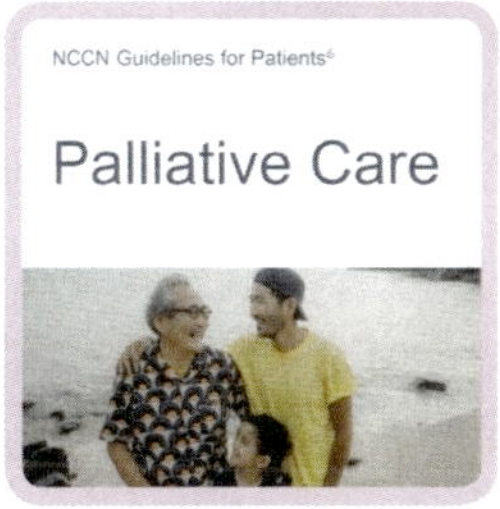

Nunca é tarde para parar de fumar

Se você fuma, é importante parar. O tabagismo pode limitar os bons resultados do tratamento de câncer.

A dependência de nicotina é uma das mais difíceis de cessar. O estresse de ter câncer pode dificultar isso.

Existe ajuda disponível. Peça à equipe de tratamento aconselhamento e medicamentos para ajudar a parar de fumar.

Se tentou parar no passado, tente novamente. A maioria das pessoas sofre uma recaída antes de parar totalmente de fumar.

Pontos importantes

- A equipe de tratamento fará um planejamento terapêutico com base nos resultados dos exames e no que você gostaria.
- Um membro da equipe perguntará sobre a sua saúde, examinará seu corpo e testará amostras de sangue.
- A TC diagnóstica pode ajudar a mostrar para onde o câncer se disseminou. PET/TC pode detectar câncer se o TC não o fizer. Você pode fazer uma RM do cérebro.
- Sua capacidade para respirar pode ser examinada com exames de função pulmonar, e os pulmões podem ser examinados por broncoscopia.
- Para ajudar a estadiar o câncer, os linfonodos dentro e fora dos pulmões serão coletados para amostra ou removidos e examinados para identificar se há presença de câncer.
- Os exames de biomarcadores procuram características pequenas, mas importantes, do câncer que são diferentes entre as pessoas. Há tratamentos para alguns marcadores.
- A terapia de apoio busca melhorar a sua qualidade de vida. É importante para todos, não apenas para pessoas no fim da vida. Peça ajuda à equipe de tratamento para parar de fumar. Parar pode melhorar os resultados do tratamento.

“NÃO tenha medo de fazer à equipe médica QUALQUER pergunta a qualquer momento! Suas perguntas ajudam você e eles. Não existem perguntas bobas.”

4

Tratamento por estágio do câncer

28 Sistema de estadiamento TNM

30 Estágios do câncer de pulmão

30 Planejando seu tratamento primário

32 Ensaios clínicos

34 Pontos importantes

Um estágio do câncer é uma classificação do crescimento e da extensão do câncer. É um fator importante no plano terapêutico. Leia este capítulo para saber mais sobre estadiamento e como é usado para planejar o tratamento.

Sistema de estadiamento TNM

O manual de estadiamento do American Joint Committee on Cancer é usado para estadiar o câncer de pulmão. Nesse manual, o sistema do tumor, linfonodos, metástases (TNM) é usado para classificar diferentes áreas de crescimento de câncer. Sua equipe de tratamento atribuirá um escore a cada letra: T, N e M. Esses escores serão combinados para estadiar o câncer.

T = Tumor

O escore T descreve o tumor primário. O tumor primário é o grupo principal das células cancerosas no pulmão. Os escores T se baseiam:

- No tamanho do tumor primário medido em centímetros (cm).
- No crescimento invasivo do tumor primário nas partes do corpo próximas, como as paredes torácicas.
- O número de tumores em um pulmão.

Consulte o Guia 5 para ver uma descrição breve sobre os escores T mencionados neste livro.

Guia 5
Escores T usados para estadiar o câncer de pulmão

T1	Um tumor T1 tem 3 cm ou menos. Tem o tamanho de um grão de uva.
T2a	Um tumor T2a tem mais de 3 cm, mas menos de 4 cm. Ele pode ter alcançado o revestimento interior do pulmão ou as principais vias respiratórias. Ele também pode causar colapso ou inchaço do pulmão.
T2b	Um tumor T2b tem mais de 4 cm, mas menos de 5 cm. Para comparação, uma bola de golfe tem 4,3 cm. O tumor no pulmão pode ter crescido para o revestimento interior do pulmão ou para as principais vias respiratórias. Ele também pode causar colapso ou inflamação do pulmão.
T3	Um tumor T3 pode ter uma ou mais dessas características: • Tamanho do tumor superior a 5 cm mas inferior a 7 cm. • Crescimento invasivo para a parede torácica, nervo frênico, revestimento externo do pulmão, revestimento cardíaco. • Vários tumores relacionados no mesmo lobo do pulmão.
T4	Um tumor T4 pode ter uma ou mais dessas características: • Tamanho do tumor superior a 7 cm. • Crescimento invasivo para o diafragma, meio do tórax, coração ou seus principais vasos sanguíneos, traqueia ou a área abaixo, nervo da caixa vocal, esôfago ou coluna vertebral. • Tumores adjacentes em mais de um lobo do pulmão.

N = Linfonodo

O escore N descreve o crescimento do câncer nos linfonodos próximos. Os linfonodos são estruturas pequenas e em formato de feijão presentes em nosso corpo para ajudar a combater doenças. O escore N é baseado na:

- Disseminação do câncer para os linfonodos no pulmão.
- Disseminação do câncer para os linfonodos fora do pulmão.
- Disseminação do câncer para os linfonodos distantes do pulmão.

Consulte o Guia 6 para ver uma descrição breve sobre os escores N mencionados neste livro.

M = Metástase

O escore M informa se o câncer se disseminou para o revestimento em volta do pulmão ou para outros órgãos. A disseminação do câncer é chamada de metástase.

O câncer de pulmão tende a ir para o cérebro, para o fígado, para as glândulas suprarrenais e para os ossos, e de um pulmão ao outro. M0 significa que o câncer não se disseminou para longe. São três escores M1:

- **M1a** significa que o câncer se disseminou no tórax.
- **M1b** significa que o câncer se disseminou para um lugar além do tórax.
- **M1c** significa que o câncer se disseminou para mais de um lugar além do tórax.

Guia 6
Escores N usados para estadiar o câncer de pulmão

N0	O câncer não se disseminou para os linfonodos.
N1	O câncer se disseminou para os linfonodos no pulmão.
N2	O câncer se disseminou para os linfonodos em um ou ambos desses lugares: • No meio do tórax perto do pulmão com câncer. • Abaixo da traqueia.
N3	O câncer se disseminou para os linfonodos em um ou mais desses lugares: • No meio do tórax perto do outro pulmão. • No outro pulmão. • Perto da clavícula.

Estágios do câncer de pulmão

Os estágios do câncer de pulmão consistem em combinações de escores TNM com base no prognóstico. Um prognóstico significa o provável desfecho do câncer. **Consulte o Guia 7** para ver uma lista de escores TNM por estágio do câncer.

- O **estágio 1** consiste em subgrupos de estágio 1A e 1B.
- O **estágio 2** consiste em subgrupos de estágio 2A e 2B.
- O **estágio 3** consiste em subgrupos de estágio 3A, 3B e 3C.
- O **estágio 4** consiste em subgrupos de estágio 4A e 4B.

Para algumas pessoas, o estadiamento do câncer de pulmão é feito duas vezes

O estágio do câncer antes do tratamento é chamado de estágio clínico. É anotado com um uma letra c minúscula. Um exemplo é cN0.

Um segundo estadiamento, chamado de estágio patológico, ocorre depois da cirurgia. Este se baseia nos exames do tecido removido do corpo. O estágio patológico é marcado com uma letra p minúscula. Um exemplo é pN1.

Alguns cânceres de pulmão podem não ser estadiados corretamente até depois do tratamento cirúrgico. Por exemplo, é possível que todos os linfonodos com câncer não sejam descobertos até a cirurgia. Por outro lado, alguns gânglios que se pensava terem câncer podem não ter neoplasias.

Planejando seu tratamento primário

O tratamento primário é o principal tratamento usado para livrar seu corpo do câncer.

Nem todas as pessoas com câncer de pulmão de células não pequenas (CPCNP) recebem o mesmo tratamento primário. Sua equipe de tratamento planejará o tratamento considerando muitos fatores, incluindo:

Guia 7
Estágios do câncer de pulmão

Estágio do câncer	Escores TNM
1A	T1, N0, M0
1B	T2a, N0, M0
2A	T2b, N0, M0
2B	T3, N0, M0 T1, N1, M0 T2, N1, M0
3A	T3, N1, M0 T4, N0, M0 T4, N1, M0 T1, N2, M0 T2, N2, M0
3B	T3, N2, M0 T4, N2, M0 T1, N3, M0 T2, N3, M0
3C	T3, N3, M0 T4, N3, M0
4A	Qualquer T, qualquer N, M1a Qualquer T, qualquer N, M1b
4B	Qualquer T, qualquer N, M1c

- O estágio do câncer.
- O número de tumores (primários) não relacionados, que é um para a maioria das pessoas.
- Desafios no tratamento do câncer.
- Sua saúde.

Consulte o Guia 8 para saber quais são as opções de tratamento primário com base no estágio clínico.

Tipos de tratamento primário

A **cirurgia** é um tratamento que remove os tumores ou órgãos com câncer. Quando possível, a cirurgia é utilizada como tratamento primário. Para muitas pessoas, outros tipos de tratamentos são administrados antes ou depois da cirurgia. Mais informações estão disponíveis no Capítulo 5.

A **radioterapia** mais frequentemente usa raios X de alta energia para tratar o câncer de pulmão. Quando o objetivo for a cura do câncer, ela é chamada de radioterapia definitiva. Mais informações sobre a radioterapia definitiva estão no Capítulo 6.

Guia 8
Opções para tratamento primário de CPCNP inicial e avançado localmente

Estágio	Escore TNM	Cirurgia	Radioterapia definitiva	Quimiorradiação definitiva
1A	T1, N0, M0	●	●	
1B	T2a, N0, M0	●	●	
2A	T2b, N0, M0	●	●	
2B	T3 (sem crescimento invasivo), N0, M0	●	●	
2B	T3 (crescimento invasivo), N0, M0 T1, N1, M0 T2, N1, M0	●		●
3A	T3, N1, M0 T4, N0, M0 T4, N1, M0 T1, N2, M0 T2, N2, M0	●		●
3B	T3, N2, M0	●		●
3B	T4, N2, M0 T1, N3, M0 T2, N3, M0			●
3C	T3, N3, M0 T4, N3, M0			●

A **quimiorradiação** é um tratamento com o uso de quimioterapia e radioterapia. A quimioterapia utiliza fármacos potentes para matar as células cancerosas. Quando o objetivo for a cura do câncer, a quimiorradiação é chamada quimiorradiação definitiva. Mais informações sobre a quimiorradiação estão no Capítulo 7.

Ensaios clínicos

Outra possível opção para o tratamento oncológico são os ensaios clínicos. Um ensaio clínico é um tipo de estudo de pesquisa médica. Depois de serem desenvolvidas e testadas em um laboratório, as possíveis novas maneiras de combater o câncer precisam ser estudadas nas pessoas. Se for descoberto que é seguro e eficiente em um ensaio clínico, o fármaco, o dispositivo ou a abordagem de tratamento pode receber aprovação da FDA (Agência de Administração de Alimentos e Medicamentos).

Todas as pessoas com câncer devem considerar cuidadosamente todas as opções de tratamento disponíveis para seu tipo de câncer, incluindo tratamentos padrão e ensaios clínicos. Converse com a equipe de tratamento para saber se um ensaio clínico faz sentido para o seu caso.

Fases

A maioria dos ensaios clínicos de câncer tem o tratamento como foco. Os ensaios clínicos de tratamento são feitos em fases.

- Os **ensaios de fase I** estudam a dose e a segurança de um medicamento experimental ou de uma abordagem de tratamento.
- Os **ensaios de fase II** estudam como funciona o medicamento ou a abordagem em relação a um tipo específico de câncer.
- Os **ensaios de fase III** testam o medicamento ou a abordagem em relação a um tratamento padrão. Se os resultados forem bons, ele pode ser aprovado pela FDA.
- Os **ensaios de fase IV** estudam a segurança de longo prazo e os benefícios de um tratamento aprovado pela FDA.

Quem pode se inscrever?

Todos os ensaios clínicos têm regras para a inscrição, chamadas de critérios de elegibilidade. As regras podem incluir idade, tipo e estágio do câncer, histórico de tratamento ou saúde geral. Esses requisitos asseguram que os participantes sejam parecidos de modos específicos e que o ensaio clínico seja o mais seguro possível para os participantes.

Termo de consentimento livre e esclarecido

Ensaios clínicos são controlados por um grupo de especialistas chamado de equipe de pesquisa. A equipe de pesquisa revisará o estudo com você em detalhes, incluindo a finalidade e os riscos e benefícios da participação. Todas essas informações também são fornecidas em um termo de consentimento livre e esclarecido. Leia o termo com atenção e faça perguntas antes de assiná-lo. Discuta o assunto com a família, com amigos ou com outras pessoas nas quais confia. Lembre-se de que você pode sair e procurar tratamento fora do ensaio clínico a qualquer momento.

Dê início à conversa

Não espere a equipe de tratamento falar de ensaios clínicos. Dê início à conversa e se informe sobre todas as opções de tratamento. Se achar um estudo para o qual possa ser elegível, pergunte à equipe de tratamento se você cumpre os requisitos. Se já iniciou um tratamento padrão, você pode não ser elegível para determinados ensaios clínicos. Tente não ficar desmotivado se não conseguir se inscrever. Novos ensaios clínicos sempre ficam disponíveis.

Perguntas frequentes

Há muitos mitos e conceitos errôneos em relação a ensaios clínicos. Os possíveis benefícios e riscos não são muito bem compreendidos por muitas pessoas com câncer.

Vou receber placebo?

Placebos (versões inativas de medicamentos reais) quase nunca são usados sozinhos em ensaios clínicos de câncer. É comum receber o placebo com um tratamento padrão ou um novo fármaco com um tratamento padrão. Você será informado, por escrito e verbalmente, se o placebo faz parte de um ensaio clínico antes da sua inscrição.

Os ensaios clínicos são gratuitos?

Não há pagamento para se inscrever em um ensaio clínico. O patrocinador do estudo paga as despesas relacionadas ao estudo, incluindo o medicamento em estudo. Você pode, no entanto, ter custos indiretamente relacionados ao ensaio clínico, como custos de transporte ou cuidados infantis devido a consultas extras. Durante o ensaio clínico, você continuará a receber o tratamento oncológico padrão. Esse tratamento é cobrado do plano de saúde, e costuma ser coberto por este. Você é responsável pelos copagamentos e por quaisquer custos para esse tratamento que não forem cobertos pelo plano.

Como encontrar um ensaio clínico

Nos Estados Unidos

Centros de câncer da NCCN
NCCN.org/cancercenters

National Cancer Institute (NCI)
cancer.gov/about-cancer/treatment/clinical-trials/search

No mundo todo

Biblioteca Nacional de Medicina dos Estados Unidos (NLM)
clinicaltrials.gov

Precisa de ajuda para encontrar um ensaio clínico?

Serviço de informações sobre o câncer (CIS) do NCI
1.800.4.CANCER (1.800.422.6237)
cancer.gov/contact

Pontos importantes

- Um estágio do câncer é uma classificação do crescimento e da extensão do câncer.
- O sistema de estadiamento tumor, linfonodos, metástases (TNM) é usado para classificar diferentes áreas de extensão de câncer do pulmão.
- Há quatro estágios principais de câncer de pulmão baseados nos escores TNM. Para algumas pessoas, o estadiamento de câncer é feito duas vezes: antes e depois da cirurgia.
- A cirurgia é o tratamento primário padrão para cânceres de pulmão de estágio 1, 2 e 3. Se a cirurgia não for uma opção, a radioterapia ou a quimiorradiação podem ser usadas para tratamento primário.
- Outra possível opção para o tratamento oncológico é um ensaio clínico. O ensaio clínico testa novas maneiras de deter o câncer nas pessoas.

5 Cirurgia

36 Planejando o tratamento

38 Tratamento antes da cirurgia

40 Cirurgia de câncer de pulmão

42 Tratamento depois da cirurgia

44 Pontos importantes

A cirurgia é um tratamento padrão para o câncer de pulmão, contudo, a abordagem de tratamento é diferente entre as pessoas. Leia este capítulo para saber qual tratamento pode ser o melhor para você.

Planejando o tratamento

O procedimento cirúrgico individual ou acompanhado de outros tratamentos é usado para tratar a maioria dos cânceres de pulmão de células não pequenas (CPCNPs) e muitos CPCNPs avançados localmente. O objetivo do tratamento é curar o câncer. Pergunte à sua equipe de tratamento se a cirurgia é uma opção para você.

Cirurgia

A cirurgia pode ser uma opção se todo o câncer puder ser removido com segurança. Você deve consultar um cirurgião torácico certificado e muito experiente. A cirurgia de câncer de pulmão pode ser uma parte importante da prática médica dele. Para decidir se você pode passar com segurança por uma cirurgia, o cirurgião considerará:

- O local do câncer no seu pulmão e fora dele.
- A saúde dos seus pulmões.
- Sua saúde geral.

O câncer que pode ser removido com segurança e totalmente é chamado de câncer ressecável.

Tratamento perioperatório

O CPCNP ressecável é, às vezes, tratado com mais de um tipo de conduta. Esses outros tratamentos são chamados de tratamento perioperatório. Sua equipe de tratamento sugerirá se você deve dar início ao tratamento perioperatório antes ou depois da cirurgia.

Terapia sistêmica

A terapia sistêmica costuma ser usada para tratamento perioperatório. É um tratamento em todo o corpo com medicamentos contra o câncer.

Um oncologista é um especialista em terapia sistêmica e pode prescrever um esquema com base na sua saúde geral e no câncer. Um esquema consiste em um ou mais medicamentos que são tomados em uma dose, cronograma e tempo específicos.

Radioterapia

A radioterapia é, às vezes, usada para tratamento perioperatório. Ela pode ser usada só ou combinada com quimioterapia. Um oncologista de radiação é um especialista no tratamento de câncer com radiação e planejará sua radioterapia.

Consulte o Guia 9 para ver uma lista de todos os tipos de tratamento perioperatório.

Terapia de apoio

Você receberá terapia de apoio para melhorar sua qualidade de vida. A terapia de apoio pode aliviar a sintomatologia causada pelo câncer e seu tratamento. Problemas de saúde não desejados causados pelo tratamento são chamados de efeitos colaterais.

Peça à equipe de tratamento uma lista completa dos efeitos colaterais dos seus tratamentos. Além disso, informe a equipe de tratamento sobre quaisquer novos sintomas que tiver. Pode haver modos de ajudar você a se sentir melhor. Também há modos de evitar alguns efeitos colaterais.

Guia 9
Tipos de tratamento perioperatório para CPCNP

Quimioterapia dupla com base em platina	A quimioterapia dupla com base em platina é uma terapia sistêmica que mata células de crescimento rápido como o câncer. Ela consiste em cisplatina e carboplatina e outro tipo de quimioterapia. Esses medicamentos são administrados com uma injeção lenta em uma veia, chamada de infusão. Alguns são comprimidos.
Inibidores de checkpoint imunológico	Atezolizumabe (Tecentriq), pembrolizumabe (Keytruda) e nivolumabe (Opdivo) são inibidores de checkpoint imunológico. Inibidores de checkpoint imunológico são um tipo de imunoterapia sistêmica que restaura a capacidade das células T de matar células cancerosas. Eles são administrados por infusão.
Quimioimunoterapia	A quimioimunoterapia é uma terapia sistêmica consistindo em quimioterapia dupla com base em platina e inibidores de checkpoint imunológico.
Terapia direcionada	Osimertinibe (Tagrisso) é um tipo de terapia sistêmica direcionada chamada terapia direcionada. Ela interrompe os sinais químicos provenientes de proteínas chamadas EGFR que estimulam o crescimento das células cancerosas. É um comprimido para tomar em casa.
Radioterapia	A radioterapia mata células de crescimento rápido, como o câncer, com raios X de alta energia. Um aparelho grande direciona feixes de radiação para o câncer enquanto você está deitado em uma maca. Mais informações estão disponíveis no Capítulo 6.
Quimiorradiação	A quimiorradiação é um tratamento com o uso de quimioterapia e radioterapia. A quimiorradiação sequencial é o uso de um tratamento e depois outro. A quimiorradiação concorrente é o uso de ambos os tratamentos ao mesmo tempo. Mais informações estão disponíveis no Capítulo 7.

Tratamento antes da cirurgia

A terapia neoadjuvante é um tipo de tratamento recebido antes da cirurgia. Ela, às vezes, é chamada de tratamento pré-operatório ou terapia de indução. Para o CPCNP, a terapia neoadjuvante consiste em terapia sistêmica com ou sem radioterapia.

Neoadjuvante em vez de terapia adjuvante

Se for provável a terapia sistêmica será necessária, você pode recebê-la antes, em vez de depois, da cirurgia.

A **quimioimunoterapia adjuvante** é usada para tratar tumores de câncer de pulmão que tenham pelo menos 4 cm em tamanho ou câncer de pulmão que tenha se disseminado para os linfonodos. A imunoterapia consiste em nivolumabe (Opdivo) ou pembrolizumabe (Keytruda). A quimioterapia utilizada com os esquemas de imunoterapia é listada no **Guia 10.**

O oncologista médico não prescreverá quimioimunoterapia se não for seguro para você. Pode não ser seguro se você tiver uma doença autoimune ou estiver tomando medicamentos que suprimem o sistema imunológico.

O oncologista médico pode não prescrever quimioimunoterapia se for provável que isso não funcione bem. Os inibidores de checkpoint imunológico não funcionam bem para câncer de pulmão com mutações de *EGFR* ou rearranjos no *ALK* em comparação a cânceres de pulmão com esses biomarcadores.

Guia 10
Quimioimunoterapia neoadjuvante para CPCNP

	Adenocarcinoma, carcinoma de células grandes e tipos de células raras	Carcinoma de células escamosas
Esquemas usados com nivolumabe:		
Carboplatina, paclitaxel	●	●
Cisplatina, pemetrexede	●	
Cisplatina, gencitabina		●
Cisplatina, paclitaxel	●	●
Carboplatina, pemetrexede	●	
Carboplatina, gencitabina		●
Esquemas usados com pembrolizumabe:		
Cisplatina, gencitabina		●
Cisplatina, pemetrexede	●	

Quando a quimioimunoterapia não for uma opção, a **quimioterapia dupla com base em platina** pode ser administrada. Os esquemas de quimioterapia dupla com base em platina estão listadas no **Guia 11.**

Diminuição dos tumores antes da cirurgia

Para alguns cânceres de pulmão, a terapia neoadjuvante é administrada para diminuir o câncer e facilitar a cirurgia.

Tumores invasivos

Embora não seja uma abordagem preferida à cirurgia, a quimiorradiação concorrente ou a terapia sistêmica pode ser administrada primeiro para:

- Cânceres de estágio 2B e 3A com tumores T3 que invadem o tecido próximo ao pulmão.
- Cânceres de estágio 3A com tumores T4.

Tumores de sulco superior

A quimiorradiação concorrente é o primeiro tratamento de tumores de sulco superior antes da cirurgia. Os tumores de sulco superior são um subconjunto diferente de cânceres de pulmão invasivos. Eles têm início na parte superior do pulmão e costumam se disseminar para a parede torácica.

Estágios de câncer com N2

Um CPCNP com um estágio N2 é, às vezes, tratado com cirurgia. Uma terapia sistêmica neoadjuvante ou uma quimiorradiação neoadjuvante pode interromper o crescimento do câncer e possibilitar a cirurgia.

Guia 11
Quimioterapia perioperatória dupla com base em platina para CPCNP

Esquemas	Adenocarcinoma, carcinoma de células grandes e tipos de células raras	Carcinoma de células escamosas
Cisplatina, pemetrexede	🟡	
Cisplatina, gencitabina		🟡
Cisplatina, docetaxel		🟡
Cisplatina, vinorelbina	●	●
Cisplatina, etoposídeo	●	●
Carboplatina, paclitaxel	●	●
Carboplatina, gencitabina	●	●
Carboplatina, pemetrexede	●	

🟡 Esquema preferencial porque funciona melhor, é mais seguro ou custa menos que outras opções, ou há melhores dados respaldando seu uso.

Cirurgia de câncer de pulmão

A cirurgia será marcada se houver boas chances de que todo o câncer seja removido. Seu cirurgião deve encontrar um modo de remover o tumor com tecido de aparência normal nas bordas, o que é chamado de margem cirúrgica. O objetivo é não ter células cancerosas na margem, para que a cura seja o provável resultado da cirurgia.

Durante a cirurgia, o cirurgião explorará a cavidade torácica para ver para onde o câncer está se disseminando. O cirurgião poderá ver melhor o tumor durante a cirurgia. Além disso, áreas de crescimento que não são vistas nos exames de imagem podem ser encontradas durante a cirurgia.

Tipos de cirurgia do pulmão

O tipo de cirurgia a ser feita dependerá da extensão do tumor e de como seus pulmões funcionam. São cinco tipos de cirurgia do pulmão:

- A **ressecção em cunha** remove uma pequena parte do lobo.
- A **segmentectomia** remove uma parte grande do lobo.

Cirurgia de câncer de pulmão

Existem cinco cirurgias de câncer de pulmão mais comuns. As mais comuns são a lobectomia e a pneumonectomia, e são mostradas abaixo. Uma lobectomia com ressecção brônquica parcial remove um lobo e uma parte da principal via respiratória chamada brônquio. A ressecção em cunha e a segmentectomia removem somente parte de um lobo.

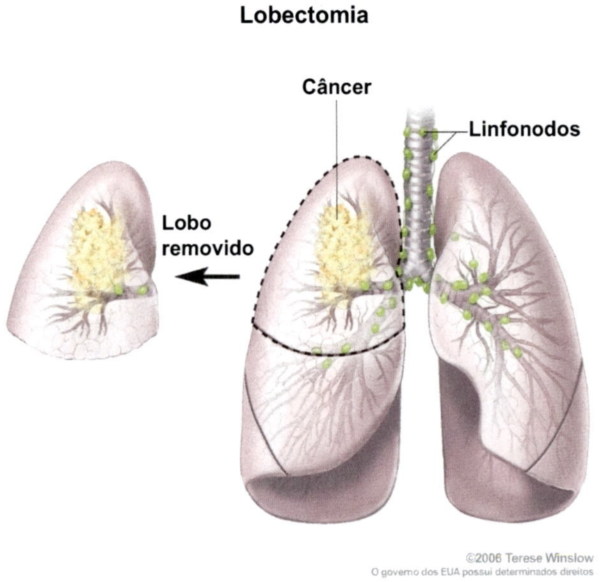

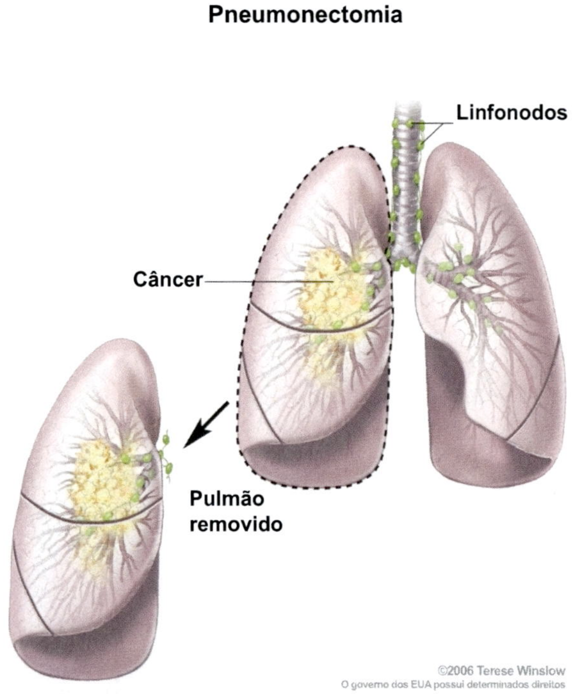

- A **lobectomia** remove um lobo inteiro e é a preferida para a maioria dos cânceres de pulmão.
- A **lobectomia com ressecção brônquica parcial** (*lobectomia em manga*) remove um lobo inteiro e parte das principais vias respiratórias.
- A **pneumonectomia** remove todo um pulmão.

Os tumores de pulmão que avançaram pela parede torácica para outros tecidos do corpo serão removidos em uma peça. Essa cirurgia é chamada de ressecção em bloco.

Tipos de cirurgia de linfonodos

Durante a cirurgia, os linfonodos que têm ou podem ter câncer também serão removidos. Para remover os gânglios, alguns órgãos podem precisar ser movidos ou cortados. Existem dois tipos de cirurgia de linfonodos:

- **Uma amostragem sistemática de linfonodos** remove alguns gânglios no pulmão entre os pulmões.
- **Uma dissecação dos linfonodos** remove o máximo de gânglios possível do pulmão e entre eles.

Métodos de cirurgia

A remoção de um tumor de pulmão é feita em um de dois métodos.

O método tradicional e aberto é chamado **toracotomia**. A cirurgia é feita por meio de uma abertura entre as costelas. Às vezes, parte da costela também precisa ser removida.

O método mais recente é uma cirurgia menos invasiva que é feita por pequenas aberturas entre as costelas. O cirurgião inserirá ferramentas cirúrgicas através dessas aberturas. Um das ferramentas é uma pequena câmera de vídeo, e o vídeo da cavidade torácica será mostrado na tela.

A cirurgia minimamente invasiva para cirurgia do pulmão é chamada **toracoscopia** ou **videotoracoscopia (VATS)**. Um cirurgião pode fazer uma toracoscopia com o uso de braços robóticos para controlar as ferramentas cirúrgicas. Essa abordagem se chama **cirurgia toracoscópica assistida por robô (RATS)**.

Resultados da cirurgia

O tecido removido e qualquer amostra de líquido serão examinados para identificar a presença de câncer. O cirurgião e o patologista avaliarão a margem cirúrgica em volta do tumor:

- **R0** significa que nenhum câncer foi encontrado na margem.
- **R1** significa que câncer foi encontrado na margem com um microscópio.
- **R2** significa que câncer foi visto na margem sem um microscópio.

Os linfonodos de aparência normal que foram removidos também serão examinados para identificar a presença de câncer. Quando os linfonodos mais distantes do tumor não tiverem câncer, é provável que todos os gânglios com câncer tenham sido removidos.

A cirurgia é descrita como uma ressecção completa quando as margens cirúrgicas, os linfonodos mais distantes e o líquido em volta dos pulmões e do câncer estiverem livres de câncer.

Depois da cirurgia, você pode começar a terapia adjuvante ou a vigilância. A terapia adjuvante é discutida na próxima seção deste capítulo. A vigilância se refere a exames contínuos para verificar se o câncer voltou e é discutida no Capítulo 8.

Efeitos colaterais da cirurgia

Os efeitos colaterais de qualquer cirurgia são dor, inchaço e cicatrizes. A dor pode ser intensa após a cirurgia no pulmão. Dor e inchaço costumam desaparecer lentamente nas semanas após a cirurgia.

A dormência próxima da área cirúrgica pode ser duradoura. Há chances de infecção, que pode causar pneumonia. Também há chances de pulmão colapsado, que é chamado de pneumotórax.

Tratamento depois da cirurgia

A terapia adjuvante segue o tratamento principal. Também é chamada de tratamento pós-operatório. Ela trata o câncer que não foi removido durante a cirurgia e diminui a possibilidade de retorno do câncer.

Sua equipe de tratamento planejará o tratamento com base em vários fatores, incluindo:

- O status da margem cirúrgica — R0, R1 ou R2.
- O estágio do câncer depois da cirurgia, chamado de estágio patológico.
- Resultados dos exames de biomarcadores.

Margem cirúrgica

O tumor será removido, junto a tecido com aparência normal em volta de sua borda. A tecido de aparência normal é chamado de margem cirúrgica. A margem cirúrgica será examinada para identificar a presença de câncer. A terapia adjuvante é baseada na presença de câncer nas margens.

Margem R0
Sem câncer na margem

Margem R1
Câncer é encontrado na margem com exames laboratoriais

Margem R2
Câncer é facilmente visto na margem

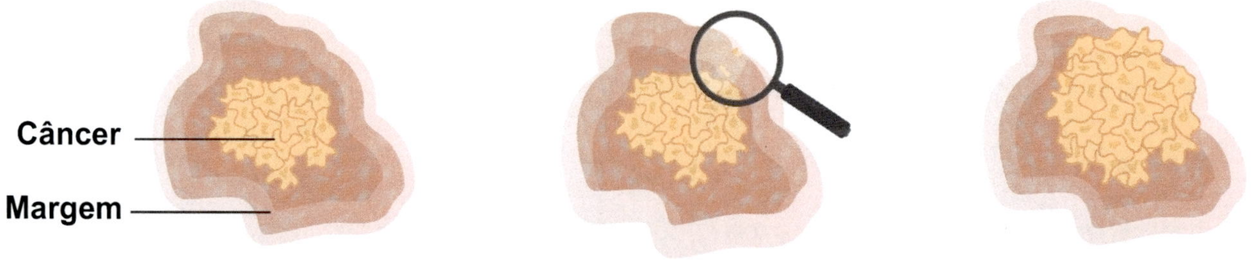

Margens sem câncer (R0)

Mesmo se as margens estiverem sem câncer, a terapia adjuvante é necessária para alguns cânceres. A quimioterapia dupla com base em platina é usada, mas, se não for uma opção, osimertinibe (Tagrisso) pode ser administrado se o câncer tiver biomarcadores de *EGFR*. Consulte o Guia 11 na página 39 para ver uma lista de esquemas de quimioterapia.

Os especialistas da NCCN recomendam a terapia adjuvante para cânceres de estágio maior 1B e 2A que têm alta propensão de recidiva. Um tumor maior tem pelo menos 4 cm de tamanho. A terapia adjuvante é recomendada para cânceres de estágio 2B e 3, exceto se você tiver passado por quimioterapia antes da cirurgia.

Depois da quimioterapia, você pode receber uma dessas terapias sistêmicas:

- Alectinibe (Alecensa) é uma opção para cânceres de estágio 2 ou 3 com biomarcadores *ALK*.
- Osimertinibe (Tagrisso) é uma opção para câncer de estágio 1B, 2 ou 3 com biomarcadores de *EGFR*.
- Atezolizumabe (Tecentriq) é uma opção para câncer de estágio 2 ou 3 com nível PD-L1 de 1 por cento (1%) ou mais, sem biomarcadores de *EGFR* e *ALK*.
- Pembrolizumabe (Keytruda) é uma opção para câncer de estágio 2 ou 3 com biomarcadores de *EGFR* ou *ALK*.

Cânceres com um estágio N ou N2 podem ser tratados com radioterapia depois que a quimioterapia for completada.

Câncer nas margens (R1, R2)

A terapia adjuvante é necessária quando o câncer estiver nas margens cirúrgicas.

Uma segunda cirurgia pode ser feita para cânceres iniciais. É a opção preferida para estágio 1 e 2A. Depois da cirurgia, a quimioterapia é uma opção para cânceres de estágio 1B e 2A, mas é recomendada para cânceres de estágio 2B.

A radioterapia é uma opção para cânceres de estágio 1 e 2A quando for provável que a cirurgia causará complicações. A radioterapia estereotáxica ablativa (SABR) é comumente usada. Depois da radioterapia, cânceres de estágio 2A podem ser tratados com quimioterapia. Mais informações sobre a radioterapia definitiva estão no Capítulo 6.

A quimiorradiação é uma opção para cânceres de estágio 2B e 3, se você ainda não tiver passado por ela. A quimiorradiação sequencial ou concorrente é recomendada depois da cirurgia com margens R1. A quimiorradiação concorrente é recomendada quando houver margens R2. Mais informações sobre a quimiorradiação estão no Capítulo 7.

Pontos importantes

- O objetivo do cirurgia é curar o câncer.
- Escolha um cirurgião torácico certificado e muito experiente que possa remover todo o câncer com segurança.
- Outros tratamentos costumam ser utilizados antes ou depois da cirurgia.
- Há vários tipos de cirurgia do pulmão que variam da remoção de uma parte do lobo até a remoção de todo o pulmão. Os linfonodos que têm ou podem ter câncer também serão removidos.
- A cirurgia de câncer de pulmão pode ser feita por um de dois métodos. Durante a cirurgia aberta, o tecido do corpo é removido por meio de uma abertura grande. Cirurgia minimamente invasiva é feita por meio de algumas pequenas aberturas.
- Conheça efeitos colaterais dos seus tratamentos. Informe a equipe de tratamento sobre qualquer nova sintomatologia ou piora de sintomas.

compartilhe conosco.

Participe da pesquisa e ajude a tornar as NCCN Guidelines for Patients ainda melhores para todos!

NCCN.org/patients/comments

6

Radioterapia

46 Usos da radioterapia

47 Tipos de radioterapia

47 Curando o câncer de pulmão com radiação

48 Efeitos colaterais da radiação

49 Pontos importantes

A radioterapia é um tratamento comum para câncer de pulmão. Este capítulo explica como a radioterapia funciona e outros aspectos a esperar durante o tratamento.

Usos da radioterapia

A radioterapia usa partículas ou raios X de alta energia para tratar o câncer de pulmão. Os raios X e as partículas danificam as células cancerosas, que morrem ou param de produzir novas células cancerosas.

A radioterapia é usada de muitas maneiras para tratar o câncer de pulmão de células não pequenas (CPCNP) inicial e avançado localmente:

- Ela é usada depois da cirurgia conforme descrito no Capítulo 5.
- É combinada com quimioterapia, chamada quimiorradiação, conforme descrito no Capítulo 7.
- Ela é usada como o tratamento principal (também chamado primário) para câncer de estágio 1 e alguns cânceres de estágio 2. Quando o objetivo for a cura do câncer, ela é chamada de radioterapia definitiva.

Um oncologista de radiação é um médico especialista no tratamento de câncer com radiação. Esse especialista estará à frente de uma equipe que desenvolve seu planejamento terapêutico e administra o tratamento.

Radioterapia

A radioterapia costuma ser administrada a partir de um aparelho grande. Os raios X ou partículas passam através da pele e vão até o tumor. O tecido saudável é protegido usando tipos modernos de tratamento.

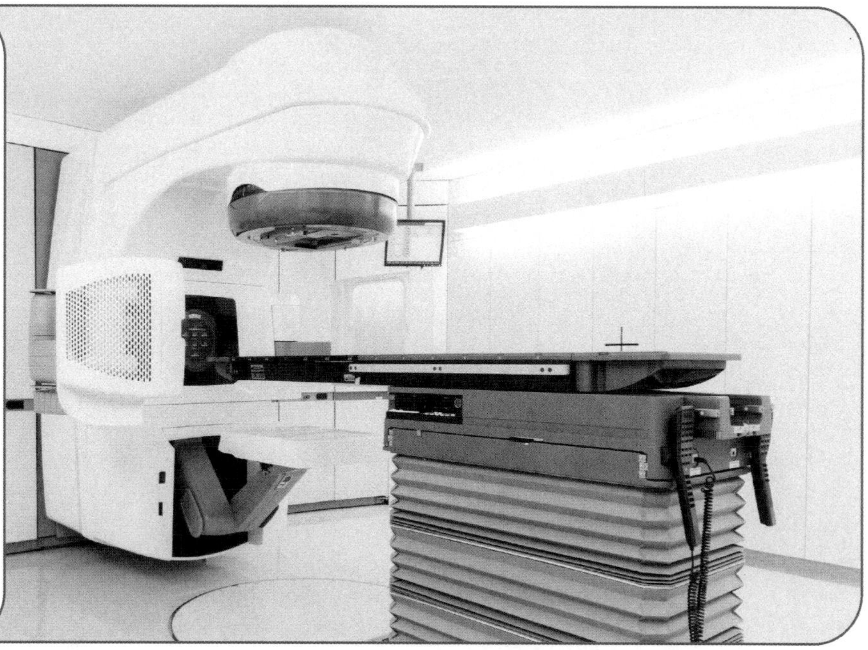

Tipos de radioterapia

A radioterapia de feixe externo (EBRT) é o método mais comum usado para câncer de pulmão. Um aparelho grande produz eixos de radiação que são ajustados à forma do tumor. O aparelho direciona a maior dose de radiação ao câncer. Uma dose menor é administrada ao tecido próximo.

Há várias técnicas comuns de EBRT:

- A **radioterapia de intensidade modulada (IMRT)** utiliza feixes de raio X que correspondem muito estreitamente ao formato do alvo e poupam tecido mais normal.
- A **radioterapia tridimensional conformacional (3D-CRT)** utiliza um feixe de raio X que corresponde à forma do alvo, mas não pode ser tão focada quanto a IMRT.
- **A radioterapia estereotáxica ablativa (SABR)** trata câncer com feixes de raio X de alta dose e muito precisos. Ela administra uma dose de radiação de alta dose por tratamento, mas somente para alguns tratamentos. O tratamento termina em 1 a 1½ semana.
- A **terapia de prótons** trata o câncer com feixes de prótons. Os feixes de próton aplicam radiação principalmente no tumor.

A radioterapia costuma ser administrada diariamente de segunda a sexta. As consultas de tratamento duram 15 minutos para IMRT e 3D-CRT e 30 a 45 minutos para SABR e terapia de prótons. Alguns oncologistas de radiação administram tratamento SABR duas a três vezes por semana.

Curando o câncer de pulmão com radiação

O EBRT é usado ao tentar curar o CPCNP. Quaisquer outras técnicas de EBRT descritas podem ser utilizadas, embora os especialistas da NCCN em geral prefiram SABR para câncer de estágio inicial e IMRT para câncer avançado localmente.

Superando os desafios do tratamento

Um tumor no pulmão é mais difícil de atingir que alguns outros tumores no corpo. Os tumores no pulmão costumam se mover quando você respira. Para considerar esses desafios, métodos avançados podem ser usados:

- A tomografia computadorizada em quatro dimensões (4D-CT) pode ser usada para o plano terapêutico. É como um vídeo, então o oncologista de radiação verá como o tumor se move quando você respira.
- Métodos de controle de movimento podem ser usados para manter o tumor parado durante o tratamento.
- Às vezes, o oncologista de radiação pode pedir para você segurar a respiração por 15 a 20 segundos a cada vez para melhor atingir o tumor.

Terapia adjuvante

A quimioterapia adjuvante pode ser recebida depois da radioterapia definitiva. É uma opção para câncer de estágio 2 com alta probabilidade de retornar.

A quimioterapia adjuvante trata o câncer que a radiação não trata. Tumores grandes e células cancerosas com aparência muito anômala podem se disseminar para lugares fora do campo de radiação. Consulte o *Guia 11* no Capítulo 5 para ver uma lista de esquemas de quimioterapia usados para terapia adjuvante.

Efeitos colaterais da radiação

A radioterapia não causa dor durante a sessão de tratamento — você não sentirá nada — e não torna você radioativo.

Contudo, a radioterapia pode causar problemas de saúde chamados de efeitos colaterais. Os efeitos colaterais da radioterapia são cumulativos. Isso significa que ela se acumula lentamente e piora no fim do tratamento.

Os efeitos colaterais que iniciam durante a radioterapia costumam melhorar de duas a quatro semanas depois do fim do tratamento.

Os efeitos colaterais diferem entre os tipos de radioterapia. A maior parte das pessoas sofre efeitos colaterais da SABR. A terapia de prótons pode causar alterações cutâneas, mas a IMRT raramente causa.

Acrescentar quimioterapia à radioterapia causa ainda mais efeitos colaterais.

- A fadiga é um efeito colateral comum de radioterapia.
- Podem ocorrer alterações cutâneas na área de tratamento. Com frequência, as pessoas descrevem as alterações cutâneas como queimadura solar. Para pessoas com pele mais escura, a radiação pode deixar a pele escura e dolorida.
- Perto do fim do tratamento, você pode sentir dor ao engolir devido à irritação no esôfago.
- Embora não seja comum, o pulmão pode ficar inflamado depois do tratamento, causando falta de ar ou tosse repentina. Esses são sintomas de pneumonite por radiação. Ligue imediatamente para seu oncologista de radiação se tiver esses sintomas.

Durante o tratamento, o oncologista de radiação verá você cerca de uma vez por semana para avaliar os possíveis efeitos colaterais. Informe a equipe de tratamento sobre sintomatologia nova ou se tiver piora de sintomas. Pode haver modos de ajudar você a se sentir melhor. Também há modos de evitar alguns efeitos colaterais.

A biblioteca da NCCN Guidelines for Patients tem livros sobre fadiga relacionada ao câncer. A fadiga relacionada ao câncer é uma falta de energia que é angustiante, não melhora com descanso ou sono normal e atrapalha a vida.

Aprenda sobre o tratamento de fadiga relacionada ao câncer em NCCN.org/patientguidelines e no aplicativo NCCN Patient Guides for Cancer.

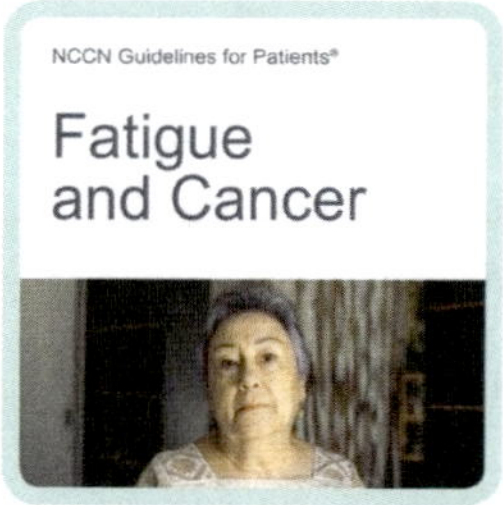

Pontos importantes

- A radioterapia usa partículas ou raios X de alta energia para tratar o câncer de pulmão.
- Há vários modos pelos quais a radioterapia é usada para tratar o câncer de pulmão. Quando usada para curar o câncer, é chamada de radioterapia definitiva.
- A radioterapia é mais frequentemente administrada de fora do corpo com o uso de um aparelho grande.
- Várias técnicas estão disponíveis para curar o câncer de pulmão, como SABR para câncer de pulmão de estágio inicial e IMRT para câncer avançado localmente.
- Você pode receber quimioterapia depois da radioterapia.
- Efeitos colaterais da radiação se acumulam durante o tratamento e costumam melhorar de duas a quatro semanas depois que o tratamento chegar ao fim.

7

Quimiorradiação

51 Usos da quimiorradiação

52 Tipos de quimioterapia

52 Curando o câncer de pulmão

54 Tratamento de consolidação

54 Efeitos colaterais

55 Pontos importantes

A quimiorradiação usa a eficácia de dois tratamentos. Leia este capítulo para saber quais são as opções e o que esperar.

Usos da quimiorradiação

Quimiorradiação é a combinação desses dois tratamentos:

- A **quimioterapia** interrompe o processo pelo qual as células produzem mais células, então, isso afeta as células de rápido crescimento, como o câncer.
- A **radioterapia** usa partículas ou raios X de alta energia para danificar as células cancerosas. As células cancerosas morrem ou não conseguem produzir mais células cancerosas.

Estes são os modos de uso de quimiorradiação para tratar câncer de pulmão de células não pequenas (CPCNP) avançado localmente:

- A quimiorradiação, às vezes, é recebida antes ou depois da cirurgia, conforme descrito no Capítulo 5.
- A quimiorradiação também pode ser o tratamento principal (também chamado de primário) do câncer de pulmão avançado localmente quando a cirurgia não for uma opção. Quando o objetivo for a cura do câncer, ela é chamada de quimiorradiação definitiva.

Quimioterapia

A quimioterapia para câncer de pulmão costuma ser um líquido que é injetado em uma veia. Algumas injeções são aplicadas no braço e na mão, e outras, por meio de um dispositivo implantado chamado "*port*". Uma infusão é uma aplicação lenta controlada por uma bomba, que pode demorar horas.

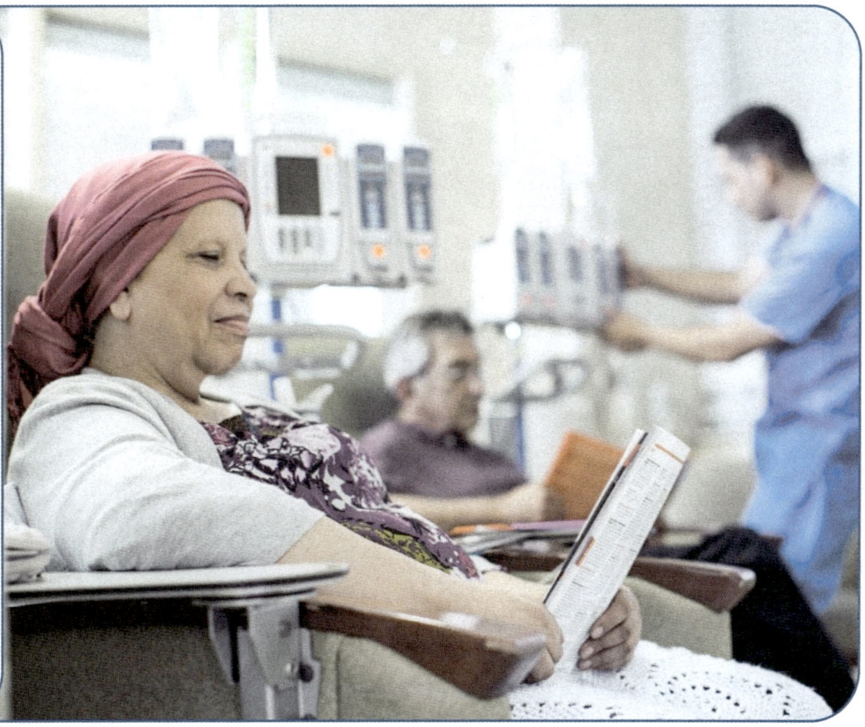

Tipos de quimioterapia

A radioterapia é descrita no Capítulo 6. Abaixo está uma breve descrição de quimioterapia.

A quimioterapia é um tipo de medicamento. Os médicos chamados oncologistas médicos a prescrevem. Eles sabem quais medicamentos são específicos para cada neoplasia.

Para o CPCNP, mais de um tipo de quimioterapia costuma ser recebido. Com frequência, a cisplatina ou a carboplatina é usada junto a outro fármaco contra o câncer. Esses esquemas são chamados de quimioterapia dupla com base em platina.

Você não receberá quimioterapia todos os dias. Em vez disso, ela é administrada em dias de ciclos de tratamento seguidos por dias de descanso. Esses ciclos dão ao seu corpo a chance de se recuperar depois de receber a quimioterapia.

Você precisará ir a um centro de tratamento para receber a quimioterapia. A quimioterapia será injetada lentamente em sua veia. Isso se chama infusão. Alguns medicamentos quimioterápicos têm a forma de comprimidos. A quimioterapia se desloca pela corrente sanguínea para tratar o câncer em seu corpo.

Curando o câncer de pulmão

A quimiorradiação definitiva é uma opção de tratamento para alguns CPCNPs de estágio 2B e 3. Há duas abordagens de cronograma para administração de quimiorradiação:

- **Quimiorradiação concorrente** significa que a quimioterapia e a radioterapia são administradas ao mesmo tempo.
- **Quimiorradiação sequencial** significa que você primeiro vai completar a quimioterapia e então receberá a radioterapia. Esse cronograma pode ser seguido se o tratamento concorrente puder ser muito nocivo a você.

Os esquemas de quimioterapia usados para quimiorradiação são listados no **Guia 12**.

A quimiorradiação é diferente entre as pessoas

Sua equipe de tratamento fará uma plano para você com base em vários fatores, como:

- Cronograma concorrente ou sequencial.
- Tipo de câncer de pulmão.
- Resultado da quimioterapia (esquemas preferenciais funcionam bem e são seguros).

Os ciclos de quimioterapia variam na duração dependendo de quais medicamentos são usados. Pergunte ao oncologista médico quantos serão os seus ciclos e quantos dias de tratamento tem cada ciclo.

A radioterapia também é diferente entre as pessoas com base no cronograma de tratamento:

- Para a quimiorradiação concorrente, a radioterapia em geral é administrada por meio de 30 a 35 doses, chamadas frações, durante 6 a 7 semanas.
- Para a quimiorradiação sequencial, a radioterapia também é administrada em 30 a 35 pequenas doses, chamadas frações, por 6 a 7 semanas. Em alguns casos, você pode ser trado com cerca de 15 frações de maior dose.

Guia 12
Esquemas de quimioterapia usados para tratar CPCNP com quimiorradiação

Quimiorradiação sequencial	Adenocarcinoma, carcinoma de células grandes e tipos de células raras	Carcinoma de células escamosas
Cisplatina, pemetrexede	🟡	
Cisplatina, gencitabina		🟡
Cisplatina, docetaxel		🟡
Cisplatina, vinorelbina	●	●
Cisplatina, etoposídeo	●	●
Carboplatina, paclitaxel	●	●
Carboplatina, gencitabina	●	●
Carboplatina, pemetrexede	●	
Quimiorradiação concorrente		
Carboplatina, pemetrexede	🟡	
Cisplatina, pemetrexede	🟡	
Carboplatina, paclitaxel	🟡	
Cisplatina, etoposídeo	🟡	
Carboplatina, paclitaxel		🟡
Cisplatina, etoposídeo		🟡

🟡 Esquema preferencial porque funciona melhor, é mais seguro ou custa menos que outras opções, ou há melhores dados respaldando seu uso.

Tratamento de consolidação

Os objetivos da consolidação são reforçar os resultados do tratamento e melhorar a possibilidade de cura. Há duas opções para o tratamento de consolidação depois da quimiorradiação definitiva:

- Durvalumabe (Imfinzi).
- Osimertinibe (Tagrisso) para câncer de pulmão com mutação de deleção de éxon 19 *EGFR* ou deleção de éxon 21 L858R.

O durvalumabe é um tipo de imunoterapia chamado inibidor de checkpoint. A imunoterapia usa o sistema imunológico para matar as células cancerosas. O durvalumabe funciona ao permitir que as células imunológicas chamadas células T ataquem as células cancerosas.

O durvalumabe é injetado lentamente na veia (infusão). São necessários 60 minutos para receber a dose completa. As infusões são recebidas a cada duas ou quatro semanas por um ano.

Osimertinibe é um inibidor de quinase EGFR. EGFR é uma proteína celular que ajuda a dar início ao crescimento celular. O osimertinibe interrompe a atividade de EGFR e, por sua vez, diminui o número de novas células cancerosas sendo produzidas. É um comprimido para tomar em casa.

Efeitos colaterais

Os efeitos colaterais são problemas de saúde não desejados causados pelo tratamento. Eles são diferentes nas pessoas dependendo do tipo e da duração do tratamento e da pessoa.

- Os efeitos colaterais decorrentes da quimioterapia são causados pela morte de células normais de crescimento rápido e são tipicamente piores com quimiorradiação concorrente em comparação à quimiorradiação sequencial.
- Os inibidores de checkpoint imunológico podem levar as células imunológicas a atacar as células saudáveis no seu corpo.

Peça à equipe de tratamento uma lista completa dos efeitos colaterais dos seus tratamentos. Além disso, informe a equipe de tratamento sobre quaisquer novos sintomas que tiver. Pode haver modos de ajudar você a se sentir melhor. Também há modos de evitar alguns efeitos colaterais.

Recursos de terapia de apoio

A biblioteca de NCCN Guidelines tem livros sobre efeitos colaterais comuns decorrentes do tratamento de câncer. Saiba mais sobre o controle de náusea e vômito, baixas contagens de sangue, fadiga e efeitos colaterais relacionados ao sistema imunológico em NCCN.org/patientguidelines e no aplicativo NCCN Patient Guides for Cancer.

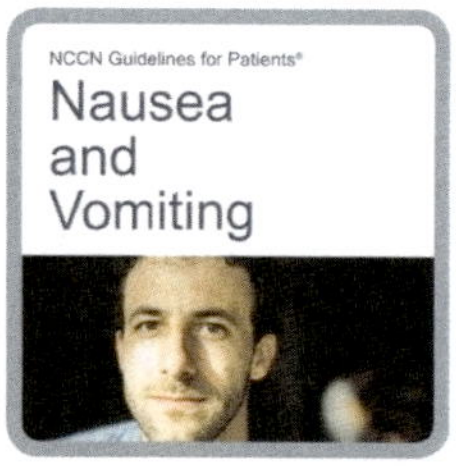

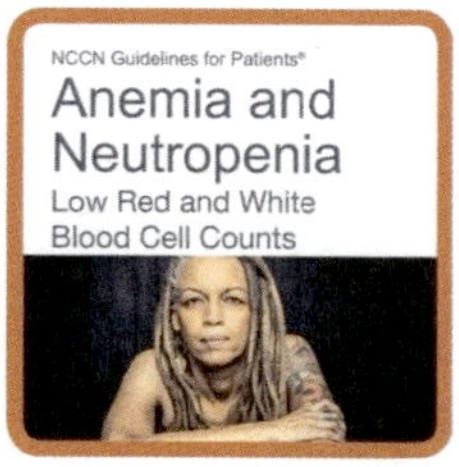

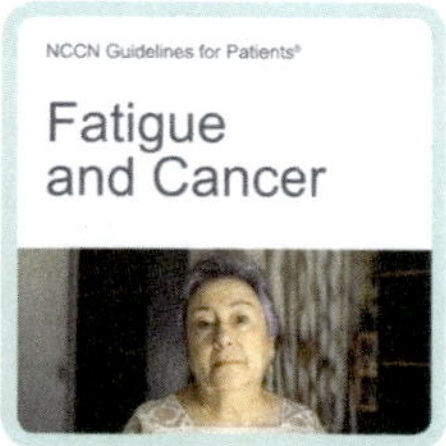

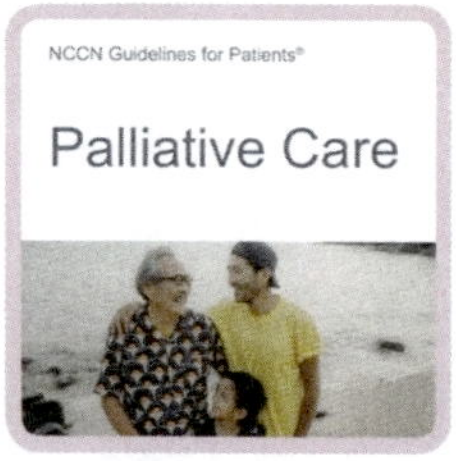

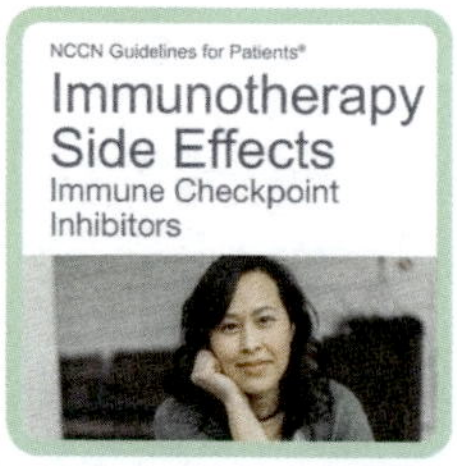

Pontos importantes

- A quimiorradiação é um tratamento com o uso de quimioterapia e radioterapia. Ela pode ser usada para tentar curar o câncer de pulmão.
- A quimioterapia para câncer de pulmão costuma consistir em um fármaco feito com platina e outro medicamento. Ela é lentamente injetada em uma veia.
- Com frequência, a quimioterapia e a radioterapia são administradas ao mesmo tempo.
- Durvalumabe ou osimertinibe podem ser administrados depois da quimiorradiação para melhorar as chances de cura.
- Informe a equipe de tratamento sobre qualquer nova sintomatologia ou piora de sintomas.

"Vale muito a pena aprender a controlar os efeitos colaterais!"

8

Cuidados na sobrevida

57 Exames de câncer

58 Controlando os efeitos colaterais

59 Prevenção de doenças

59 Pontos importantes

Os cuidados na sobrevida incluem recuperação do câncer e promoção da saúde. Este capítulo analisa alguns aspectos cruciais dos cuidados na sobrevida.

Exames de câncer

Embora o câncer de pulmão de células não pequenas (CPCNP) possa, às vezes, ser curado, é muito importante manter a atenção para o retorno do câncer. O retorno do câncer é chamado de recorrência (ou recidiva). Também é importante passar por exames para outros tipos de câncer.

Vigilância

Os cuidados na sobrevida devem incluir um cronograma de exames para verificar a recorrência. Exames de rotina para recorrência do câncer são chamados de vigilância. A vigilância tem início quando não houver sinais de câncer após o tratamento.

A detecção precoce de uma recorrência permitirá tratamento oportuno. Consulte o **Guia 13** para ver o cronograma de exames.

Guia 13
Vigilância depois do tratamento de CPCNP

Cânceres de estágio 1 ou 2 que não foram tratados com radioterapia	A cada 6 meses, por 2 a 3 anos, você se consultará com a equipe de tratamento para: • Histórico clínico • Exame físico • Exame de TC do tórax com ou sem contraste Se os resultados dos exames forem normais, então repita a cada ano: • Histórico clínico • Exame físico • Tomografia computadorizada de baixa dose do tórax
Cânceres de estágio 1 ou 2 que foram tratados com radioterapia **Todos os cânceres de estágio 3**	A cada 3 a 6 meses por 3 anos, você se consultará com a equipe de tratamento para: • Histórico clínico • Exame físico • TC do tórax com ou sem contraste Se os resultados dos exames forem normais, então repita a cada 6 meses por 2 anos: • Histórico clínico • Exame físico • Exame de TC do tórax com ou sem contraste Se os resultados dos exames continuarem normais, então repita a cada ano: • Histórico clínico • Exame físico • Tomografia computadorizada de baixa dose do tórax

Você pode estar sob risco de ter um segundo câncer de pulmão. Qualquer pessoa que tenha sido tratada e curada de um câncer de pulmão corre o risco de ter um novo câncer de pulmão.

O risco aumenta com a idade. Se você fuma, as chances de ter outro câncer aumentam quanto mais você fumar.

Rastreamento de câncer

Um segundo câncer é um possível efeito tardio de alguns tratamentos de câncer. Pergunte à equipe de tratamento sobre seu risco de outro câncer. Você pode se inscrever em um programa de rastreamento, se tiver alto risco de certos cânceres.

O rastreamento de câncer é um exame de rotina para câncer antes que os sintomas de neoplasia tenham início.

Nem todo tipo de câncer tem um programa de rastreamento. Há programas de rastreamento de câncer para:

- Câncer de próstata
- Cânceres de mama e cervical
- Câncer colorretal
- Câncer de pele

Controlando os efeitos colaterais

Todos os tratamentos de câncer podem causar problemas de saúde chamados de efeitos colaterais. Muitos efeitos do tratamento se resolvem rapidamente ao fim da terapêutica. Um exemplo disso são a náusea e o vômito. Os efeitos de longo prazo começam durante o tratamento e continuam depois que o tratamento chegar ao fim. Com menos frequência, os efeitos começam muito tempo depois que o tratamento tiver terminado. Eles são chamados de efeitos tardios.

Durante as consultas de saúde, a equipe de tratamento avaliará a presença de efeitos colaterais. Eles recomendarão um tratamento para os efeitos colaterais, conforme necessário. Mais informações sobre os efeitos colaterais estão disponíveis em NCCN.org/patientguidelines e no aplicativo NCCN Patient Guides for Cancer.

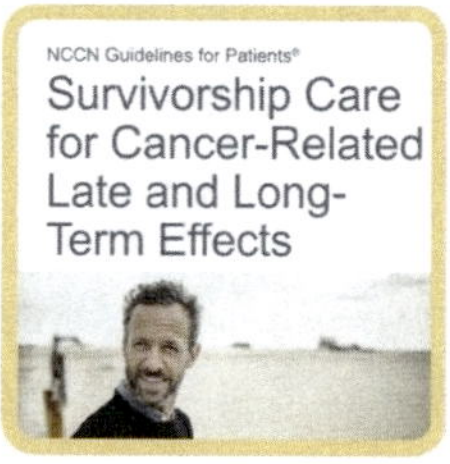

Prevenção de doenças

Outra parte de cuidados na sobrevida é a prevenção de doenças. Esse cuidado pode incluir vacinas contra a gripe, herpes, herpes-zóster e outras doenças. Limpeza dental e exames regulares também podem evitar doenças. Pergunte à equipe de tratamento quais cuidados de saúde você precisa.

É importante começar ou manter um estilo de vida saudável. Viver de modo saudável pode melhor a sua saúde e bem-estar. Também pode ajudar na prevenção do retorno do câncer. Trabalhe com a sua equipe de tratamento para definir objetivos e fazer planos para viver de modo saudável.

Os objetivos comuns para uma vida saudável incluem:

- Consultar um profissional de saúde primária regularmente.
- Ser fisicamente ativo e evitar a inatividade.
- Consumir alimentos saudáveis e limitar o consumo de álcool.
- Atingir e manter um peso corporal saudável.
- Não usar tabaco.
- Evitar infecções e tomar vacinas seguras.

Mais informações sobre como evitar uma saúde frágil estão disponíveis em NCCN.org/patientguidelines e no aplicativo NCCN Patient Guides for Cancer.

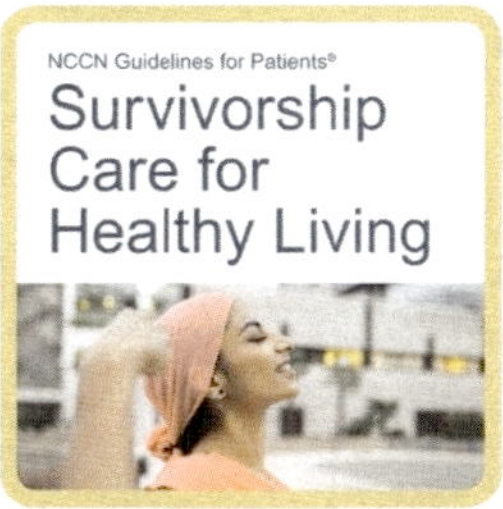

Pontos importantes

- Sua equipe de tratamento vai monitorar para identificar o retorno do câncer de pulmão. A detecção precoce permite o tratamento oportuno. Você também será examinado para outros cânceres, incluindo um segundo câncer de pulmão.
- Se tiver alto risco de determinados cânceres, você pode se inscrever em um programa de rastreamento.
- Alguns efeitos colaterais do tratamento são de longo prazo ou podem aparecer anos mais tarde. Nas consultas de acompanhamento, sua equipe avaliará os efeitos colaterais. Informe a equipe sobre nova sintomatologia ou piora de sintomas. Há modos de evitar ou tratar efeitos colaterais.
- A prevenção de doenças é parte dos cuidados de acompanhamento. Esse cuidado pode incluir tomar vacinas de imunização e limpeza dental.
- Viver de modo saudável pode melhorar a sua saúde e prevenir doenças.

9

Tomando decisões de tratamento

61 A escolha é sua

61 Perguntas a fazer

67 Recursos

É importante estar confortável com o tratamento de câncer que você escolher. Essa escolha começa com uma conversa franca com a equipe de tratamento.

A escolha é sua

Na tomada de decisões compartilhada, você e a equipe de tratamento compartilham informações, discutem as opções e chegam a um acordo em relação ao planejamento terapêutico. Isso começa com uma conversa franca entre você e a equipe de tratamento.

As decisões de tratamento são muito pessoais. O que é importante para você pode não ser importante para outra pessoa. Alguns fatores que podem desempenhar um papel em suas decisões:

- O que você quer e como isso pode diferir do que os outros querem.
- Suas crenças religiosas e espirituais.
- Suas opiniões sobre determinados tratamentos.
- Suas opiniões sobre a dor ou os efeitos colaterais.
- O custo do tratamento, o deslocamento aos centros de tratamento e o tempo fora do trabalho ou da escola.
- Qualidade de vida e duração da vida.
- Quanto ativo você é e as atividades que lhe são importantes.

Pense sobre o que você quer do tratamento. Discuta abertamente os riscos e benefícios de tratamentos e procedimentos específicos. Considere as opções e compartilhe as preocupações com a equipe de tratamento.

Se você dedicar tempo para construir um relacionamento com a equipe de tratamento, isso o ajudará a se sentir apoiado ao considerar as opções e ao tomar decisões sobre o tratamento.

Segunda opinião

É normal querer começar o tratamento o mais rápido possível. Embora o câncer não possa ser ignorado, há tempo para que outro médico analise os resultados de seus exames e sugira um planejamento terapêutico. Isso se chama obter uma segunda opinião, e é uma parte normal do tratamento oncológico. Até mesmo os médicos buscam uma segunda opinião!

O que você pode fazer para se preparar:

- Verificar junto ao seu plano de saúde as regras em relação à segunda opinião. Pode haver custos extras para consultar médicos que não fazem parte do seu plano de saúde.
- Planeje enviar cópias de todos os seus registros ao médico que você consultará para uma segunda opinião.

Grupos de apoio

Muitas pessoas diagnosticadas com câncer acham os grupos de apoio úteis. Os grupos de apoio em geral incluem pessoas em diferentes fases de tratamento. Algumas pessoas podem ter sido diagnosticadas recentemente, enquanto outras podem ter terminado o tratamento. Se seu hospital ou comunidade não tiver grupos de apoio para pessoas com câncer, confira os sites na internet listados neste livro.

Perguntas a fazer

Possíveis perguntas a fazer à equipe de tratamento estão listadas nas próximas páginas. Sinta-se à vontade para usar estas perguntas ou invente as suas próprias.

Perguntas sobre exames de câncer

1. Que exames terei de fazer?
2. Tecido de biópsia suficiente será removido para exame futuro? Meu tecido será mantido? E por quanto tempo?
3. Os exames têm riscos?
4. Preciso fazer algo para me preparar para o exame?
5. Devo levar alguém comigo nas consultas?
6. Aonde vou para fazer os exames e quanto tempo vai demorar?
7. Se algum dos exames for causar dor, o que você fará para me deixar confortável?
8. Quando eu saberei os resultados e quem os explicará para mim?
9. Onde posso obter uma cópia do relatório de patologia e outros resultados de exames?
10. Há um portal on-line com os resultados do exame?

Perguntas sobre as opções de tratamento

1. Quais são as minhas opções de tratamento?
2. O que acontecerá se eu não fizer nada?
3. Você sugere outras opções além do que recomenda a NCCN? Se sim, por quê?
4. Como a minha idade, sexo, saúde em geral e outros fatores afetam minhas opções?
5. E se eu estiver grávida, amamentando ou planejando engravidar?
6. Alguma opção oferece cura ou controle de longo prazo do câncer?
7. Como faço para ter uma segunda opinião?
8. Quando tempo tenho para decidir sobre o tratamento? Há um assistente social ou alguém que possa me ajudar a decidir?

Perguntas sobre recursos e apoio

1. Com quem posso falar sobre ajuda com acomodação, alimentação e outras necessidades básicas?
2. Que assistência está disponível para transporte, cuidado infantil e assistência domiciliar?
3. Quem pode me dizer quais são as minhas opções de seguro saúde e me ajudar na solicitação de uma cobertura de saúde?
4. Quanto terei de pagar pelo meu tratamento? Que ajuda está disponível para pagar pelos medicamentos e outros tratamentos?
5. Quem pode me ajudar com minhas preocupações relacionadas ao trabalho ou à escola?
6. Como posso me conectar a outras pessoas e criar um sistema de apoio?
7. Como posso obter ajuda para parar de fumar?
8. Com quem posso falar se não me sinto seguro em casa, no trabalho ou em meu bairro?

Perguntas sobre o que esperar

1. Tenho escolha de quando começar o tratamento?
2. Com que frequência precisarei ir à clínica oncológica? Quanto tempo o tratamento vai durar?
3. Meu tratamento precisará de quaisquer arranjos especiais, como habitação ou determinada dieta?
4. O que pode me impedir de obter o tratamento de que preciso?
5. Como posso saber se o que estou sentindo é normal ou se preciso de ajuda?
6. Quem eu devo contatar em caso de perguntas ou preocupações se o consultório estiver fechado?
7. Como você vai saber se o tratamento está funcionando?
8. Quais são as chances de piora ou de retorno do câncer?
9. Quais tratamentos de acompanhamento são necessários depois do tratamento?

Perguntas sobre efeitos colaterais

1. Quais são as possíveis complicações e os efeitos colaterais do tratamento?
2. O câncer por si só causa algum efeito colateral?
3. Quais são os efeitos colaterais mais comuns e quanto tempo eles costumam durar?
4. Quais efeitos colaterais são sérios ou um risco de vida?
5. Há efeitos colaterais de longo prazo ou permanentes?
6. Quais sintomas devo informar imediatamente, e com quem entro em contato?
7. O que posso fazer para prevenir ou evitar os efeitos colaterais do tratamento?
8. Algum medicamento piora os efeitos colaterais?
9. A gravidade dos efeitos colaterais diminui ou piora com o tempo?
10. Você vai interromper ou mudar de tratamento se houver efeitos colaterais graves?

Perguntas sobre ensaios clínicos

1. Você recomenda que eu considere um ensaio clínico como tratamento?
2. Como encontro ensaios clínicos dos quais eu possa participar?
3. Quais são os tratamentos utilizados no ensaio clínico?
4. O tratamento já foi usado para outros tipos de câncer?
5. Quais são os riscos e benefícios deste tratamento?
6. Quais os efeitos colaterais que devo esperar? E como eles serão controlados?
7. Quanto tempo vou ficar no ensaio clínico?
8. Poderei receber outro tratamento se isso não funcionar?
9. Como você vai saber que o tratamento está funcionando?
10. Terei de pagar alguma coisa pelo ensaio clínico?

Recursos

American Lung Association
lung.org/lung-health-diseases/lung-disease-lookup/lung-cancer

Bag It Cancer
bagitcancer.org

CancerCare
Cancercare.org

Cancer Hope Network
cancerhopenetwork.org

Caring Ambassadors Program, Inc.
LungCancerCAP.org

Free Me from Lung Cancer
freemefromlungcancer.org

Go2 Foundation for Lung Cancer
go2foundation.org

Imerman Angels
Imermanangels.org

LiveLung (Dusty Joy Foundation)
dustyjoy.org

Lung Cancer Action Network (LungCAN)
lungcan.org

Lung Cancer Research Foundation
lungcancerresearchfoundation.org

LUNGevity
lungevity.org

National Coalition for Cancer Survivorship
canceradvocacy.org

Triage Cancer
triagecancer.org

Termos que você precisa conhecer

3D-CRT
Radioterapia tridimensional conformacional

adenocarcinoma
Um câncer de células que revestem órgãos e produzem líquidos ou hormônios.

tratamento adjuvante
Tratamento administrado depois do principal tratamento para evitar o retorno do câncer.

alvéolos
Os pequenos sacos nos pulmões para os quais os gases são transferidos para dentro e para fora do sangue.

biópsia
Um procedimento que retira amostras de líquido ou tecido para serem testadas para identificar uma doença.

certificação
Um status para médicos que terminaram a residência e passaram nos exames em um campo especializado de medicina.

pletismografia de câmara corporal
Um exame para saber quanto ar está presente nos seus pulmões depois de inspirar e expirar.

bronquíolos
Pequenas vias respiratórias nos pulmões.

broncoscópio
Um aparelho que é guiado após ser introduzido na garganta para examinar dentro das vias respiratórias.

broncoscopia
Um procedimento que examina o interior das vias respiratórias com um dispositivo que é guiado pela garganta.

brônquio
Uma das duas principais vias respiratórias que se estendem até os pulmões.

rastreamento de câncer
Exames de rotina para câncer em pessoas sem sintomas.

estágio do câncer
Uma classificação do panorama de um câncer com base no seu crescimento e disseminação.

carcinoma
Um câncer de células que revestem as superfícies internas ou externas do corpo.

perfil químico
Exames laboratoriais de oito substâncias químicas em uma amostra de sangue. Também chamado de painel metabólico.

quimioimunoterapia
Um tratamento combinado com quimioterapia e imunoterapia.

quimiorradiação
Um tratamento de câncer que combina medicamentos que matam as células e raios de alta energia.

quimioterapia
Tratamento com medicamentos contra o câncer que matam células de crescimento rápido.

parede torácica
A camada de músculos, ossos e gordura que protege os órgãos vitais.

doença pulmonar obstrutiva crônica (DPOC)
Lesões no pulmão ou muito muco que dificulta a respiração.

estágio clínico
A classificação da extensão do câncer antes do início do tratamento.

ensaio clínico
Um tipo de pesquisa que avalia o desempenho de exames ou tratamentos de saúde nas pessoas.

hemograma completo (HC)
Um exame laboratorial que analisa as partes do sangue.

tomografia computadorizada (TC)
Um exame que usa raios X de diversos ângulos para fazer uma imagem do interior do corpo.

contraste
Uma substância inserida no corpo para tornar mais nítidas as fotos durante o exame de imagem.

diagnóstico
A identificação de uma doença com base em exames.

ultrassonografia endobrônquica (EBUS)
Um procedimento que faz imagens detalhadas de dentro do corpo com um dispositivo inserido pela traqueia.

ultrassonografia endoscópica (EUS)
Um procedimento que faz imagens detalhadas de dentro do corpo com um dispositivo inserido na garganta.

esôfago
Órgão em formato de tubo localizado entre a boca e o estômago.

radioterapia de feixe externo (EBRT)
Radioterapia recebida de um aparelho externo ao corpo.

FDA
Food and Drug Administration (Agência de Administração de Alimentos e Medicamentos)

FDG
Fluorodesoxiglicose.

tomografia computadorizada em quatro dimensões (4D-CT)
Um exame que faz um vídeo de dentro do seu corpo.

difusão de gás
Um exame que usa um gás inofensivo para avaliar quanto você expira.

imunoterapia
Um tratamento medicamentoso que ajuda o sistema imunológico do corpo a encontrar e destruir as células cancerosas.

radioterapia de intensidade modulada (IMRT)
Tratamento com radiação que usa pequenos feixes de diferentes intensidades.

invasão
O crescimento do câncer de onde ele teve início para outro tipo de tecido.

carcinoma de pulmão de células grandes
Um câncer de células do pulmão sem características para classificação como outro tipo de câncer de pulmão.

lobo
Uma divisão claramente vista em um órgão.

lobectomia
Uma operação que remove um lobo inteiro de um órgão.

tomografia computadorizada de baixa dose (TCBD)
Um exame que usa pequenas doses de radiação para fazer imagens do interior do corpo.

linfonodo
Uma pequena estrutura que combate as doenças, em forma de feijão.

exame de imagem por ressonância magnética (RM)
Um exame que usa ondas de rádio e magnetos poderosos para fazer imagens do interior do corpo.

mediastinoscopia
Um procedimento para intervir no tórax com um dispositivo que passa por pequenas aberturas na pele.

mediastino
A área do tórax entre os pulmões.

histórico clínico
Um relatório de todos os seus eventos de saúde e medicamentos.

metástase
A disseminação do câncer do primeiro tumor para um novo local.

broncoscopia de navegação
Um procedimento para trabalhar nas vias respiratórias pequenas com um dispositivo guiado pela traqueia.

NCCN
National Comprehensive Cancer Network.

terapia neoadjuvante
Um tratamento de câncer que é administrado antes do tratamento principal.

nódulo
Uma pequena massa de tecido.

câncer de pulmão de células não pequenas (CPCNP)
Um câncer que tem início nas células do pulmão que não são pequenas.

nódulo não sólido
Uma pequena massa de tecido de baixa densidade.

nódulo parcialmente sólido
Uma pequena massa de tecido com áreas de alta e baixa densidade.

estágio patológico
Uma classificação da extensão do câncer com base nos exames feitos após o tratamento.

patologista
Médico especialista em examinar células em busca de doenças.

exame físico
Um exame do corpo feito por um especialista de saúde para identificar sinais de doença.

pneumonectomia
Uma operação que remove todo o pulmão.

tomografia por emissão de pósitrons (PET)
Um exame que usa material radioativo para ver a forma e função de partes do corpo.

tomografia por emissão de pósitrons/tomografia computadorizada (PET/TC)
Um exame que utiliza dois métodos de fazer imagens para mostrar a forma e a função do tecido.

tumor primário
A massa principal de um determinado tipo de células cancerosas.

prognóstico
O provável curso e desfecho de uma doença com base em exames.

terapia de prótons
Radioterapia que utiliza prótons para tratar uma doença. Também chamada de hadronterapia.

exames de função pulmonar
Um grupo de exames respiratórios para avaliar a força dos pulmões.

pneumologista
Um médico especialista em doenças pulmonares.

broncoscopia por ultrassonografia endobrônquica (EBUS) radial
Um procedimento para trabalhar dentro do pulmão com um dispositivo de imagens guiado pela traqueia.

oncologista de radiação
Um médico especialista no tratamento de câncer com radiação.

radioterapia
Um tratamento que utiliza energia intensa para matar as células cancerosas.

sistema respiratório
O grupo de órgãos que transferem gases para dentro e para fora do corpo.

fator de risco
Algo que aumenta a probabilidade de um evento.

cirurgia toracoscópica assistida por robô (RATS)
Um método para fazer uma cirurgia chamada toracoscopia.

ROSE
Avaliação rápida no local.

segmentectomia
Uma operação que remove uma grande parte de um lobo.

efeito colateral
Uma resposta física ou emocional não saudável ou desagradável ao tratamento.

lobectomia com ressecção brônquica parcial
Uma operação que remove um lobo inteiro e parte dos brônquios.

câncer de pulmão de células pequenas
Um câncer de células pequenas do pulmão.

nódulo sólido
Uma pequena massa de tecido de alta densidade.

espirometria
Um exame que usa um tubo para avaliar a rapidez da sua respiração.

carcinoma de células escamosas
Um tipo de câncer de células finas e lisas que revestem a superfície dos órgãos.

radioterapia estereotáxica ablativa (SABR)
Tratamento com alta dose de radiação em uma ou mais sessões. Também chamada SBRT.

tumor de sulco superior
Uma massa de células cancerosas que tem início na parte superior do pulmão e facilmente se dissemina para a parede torácica.

terapia de apoio
O tratamento oncológico que inclui o alívio de sintomas mas não o tratamento de câncer. Às vezes, também chamados de cuidados paliativos.

cirurgia
Uma operação para remover ou recuperar uma parte do corpo.

margem cirúrgica
O tecido de aparência normal ao redor de um tumor que foi removido durante uma operação.

cuidados na sobrevida
Intervenções para melhorar a saúde e o bem-estar de pessoas que têm ou tiveram câncer.

radiologista torácico
Um médico especialista na leitura de exames de imagem do tórax.

terapia direcionada
Um tratamento medicamentoso que impede o crescimento de um processo específico para células cancerosas.

cirurgião torácico
Um médico especialista na operação de órgãos dentro da cavidade torácica.

toracoscopia
Um procedimento para intervir no tórax com um dispositivo que passa por pequenas aberturas na pele.

radioterapia tridimensional conformacional (3D-CRT)
Um tratamento com radiação que usa feixes correspondentes à forma do tumor.

aspiração transtorácica por agulha (ATTA)
Um procedimento que remove amostras de tecido com uma agulha fina guiada pelas costelas.

ultrassonografia
Um exame que usa ondas sonoras para fazer imagens do interior do corpo.

videotoracoscopia (VATS)
Um método para fazer uma cirurgia chamada toracoscopia.

ressecção em cunha
Uma operação que remove uma pequena parte de um lobo.

Colaboradores da NCCN

Este guia do paciente se baseia nas NCCN Clinical Practice Guidelines in Oncology (NCCN Guidelines®) para câncer de pulmão de células não pequenas, versão 7.2024. Ele foi adaptado, revisado e publicado com a ajuda das seguintes pessoas:

Dorothy A. Shead, mestre em Ciências
Diretora sênior,
Operações de Informação do Paciente

Laura J. Hanisch, estudos avançados em Psicologia
Gerente do Programa de Informações do Paciente

Tim Rinehart
Escritor médico

Laura Phillips
Artista gráfico

As NCCN Clinical Practice Guidelines in Oncology (NCCN Guidelines®) para câncer de pulmão de células não pequenas, versão 7.2024 foram desenvolvidas pelos seguintes membros do NCCN Panel:

Gregory J. Riely, médico, PhD/ presidente
Memorial Sloan Kettering Cancer Center

Douglas E. Wood, médico/vice-presidente
Fred Hutchinson Cancer Center

Dara L. Aisner, médica, PhD
University of Colorado Cancer Center

Wallace Akerley, médico
Huntsman Cancer Institute,
University of Utah

Jessica R. Bauman, médica
Fox Chase Cancer Center

*Ankit Bharat, médico
Robert H. Lurie Comprehensive Cancer Center,
Northwestern University

Debora S. Bruno, médica, mestre em Ciências
Case Comprehensive Cancer Center/University Hospitals Seidman Cancer Center and Cleveland Clinic Taussig Cancer Institute

Joe Y. Chang, médico, PhD
The University of Texas
MD Anderson Cancer Center

Lucian R. Chirieac, médico
Dana-Farber/Brigham and
Women's Cancer Center

Malcolm DeCamp, médico
University of Wisconsin
Carbone Cancer Center

Aakash P. Desai, médico
O'Neal Comprehensive
Cancer Center, UAB

Thomas J. Dilling, médico, mestre em Ciências
Moffitt Cancer Center

Jonathan Terdiman, médico
UT Southwestern Simmons
Comprehensive Cancer Center

Gregory A. Durm, médico
Indiana University Melvin and Bren Simon
Comprehensive Cancer Center

Scott Gettinger, médico
Yale Cancer Center/Smilow Cancer Hospital

Travis E. Grotz, médico
Mayo Clinic Comprehensive Cancer Center

Matthew A. Gubens, médico, mestre em Ciências
UCSF Helen Diller Family
Comprehensive Cancer Center

Aditya Juloori, médico
The UChicago Medicine
Comprehensive Cancer Center

Rudy P. Lackner, médico
Fred & Pamela Buffett Cancer Center

Michael Lanuti, médico
Mass General Cancer Center

Jules Lin, médico
University of Michigan Rogel Cancer Center

Billy W. Loo, Jr., médico, PhD
Stanford Cancer Institute

Christine M. Lovly, médica, PhD
Vanderbilt-Ingram Cancer Center

Fabien Maldonado, médico
Vanderbilt-Ingram Cancer Center

Erminia Massarelli, médica, PhD, mestre em Ciências
City of Hope National Medical Center

Daniel Morgensztern, médico
Siteman Cancer Center, Barnes-Jewish Hospital and Washington University School of Medicine

Trey C. Mullikin, médico
Duke Cancer Institute

Thomas Ng, médico
The University of Tennessee
Health Science Center

*Dawn Owen, médico, PhD
Mayo Clinic Comprehensive Cancer Center

Dwight H. Owen, médico, mestre
The Ohio State University Comprehensive Cancer Center – James Cancer Hospital and Solove Research Institute

Sandip P. Patel, médico
UC San Diego Moores Cancer Center

Tejas Patil, médico
University of Colorado Cancer Center

Patricio M. Polanco, médico
UT Southwestern Simmons
Comprehensive Cancer Center

Jonathan Riess, médico
UC Davis Comprehensive Cancer Center

*Theresa A. Shapiro, médica, PhD
Johns Hopkins Kimmel Cancer Center

Aditi P. Singh, médica
Abramson Cancer Center,
University of Pennsylvania

James Stevenson, médico
Case Comprehensive Cancer Center/University Hospitals Seidman Cancer Center and Cleveland Clinic Taussig Cancer Institute

Alda Tam, médica
The University of Texas
MD Anderson Cancer Center

Tawee Tanvetyanon, médico, MPH
Moffitt Cancer Center

Jane Yanagawa, médica
UCLA Jonsson
Comprehensive Cancer Center

Stephen C. Yang, médico
Johns Hopkins Kimmel Cancer Center

Edwin Yau, médico, PhD
Roswell Park Comprehensive Cancer Center

NCCN

Kristina Gregory, enfermeira oncológica, radiologista e mestre em Enfermagem
Vice-presidente sênior, Programas de Informações Clínicas

Lisa Hang, PhD
Cientista oncologista/escritora médica sênior

* Revisaram este guia do paciente. Para divulgações, acesse NCCN.org/disclosures.

Centros de câncer da NCCN

Abramson Cancer Center,
University of Pennsylvania
Filadélfia, Pensilvânia
+1 800.789.7366 • pennmedicine.org/cancer

Case Comprehensive Cancer Center/
University Hospitals Seidman Cancer Center and
Cleveland Clinic Taussig Cancer Institute
Cleveland, Ohio
UH Seidman Cancer Center
+1 800.641.2422 • uhhospitals.org/services/cancer-services
CC Taussig Cancer Institute
+1 866.223.8100 • my.clevelandclinic.org/departments/cancer
Case CCC
+1 216.844.8797 • case.edu/cancer

City of Hope National Medical Center
Duarte, Califórnia
+1 800.826.4673 • cityofhope.org

Dana-Farber/Brigham and Women's Cancer Center |
Mass General Cancer Center
Boston, Massachusetts
+1 877.442.3324 • youhaveus.org
+1 617.726.5130 • massgeneral.org/cancer-center

Duke Cancer Institute
Durham, Carolina do Norte
+1 888.275.3853 • dukecancerinstitute.org

Fox Chase Cancer Center
Filadélfia, Pensilvânia
+1 888.369.2427 • foxchase.org

Fred & Pamela Buffett Cancer Center
Omaha, Nebraska
+1 402.559.5600 • unmc.edu/cancercenter

Fred Hutchinson Cancer Center
Seattle, Washington
+1 206.667.5000 • fredhutch.org

Huntsman Cancer Institute, University of Utah
Salt Lake City, Utah
+1 800.824.2073 • healthcare.utah.edu/huntsmancancerinstitute

Indiana University Melvin and Bren Simon
Comprehensive Cancer Center
Indianápolis, Indiana
+1 888.600.4822 • www.cancer.iu.edu

Johns Hopkins Kimmel Cancer Center
Baltimore, Maryland
+1 410.955.8964
www.hopkinskimmelcancercenter.org

Mayo Clinic Comprehensive Cancer Center
Phoenix/Scottsdale, Arizona
Jacksonville, Flórida
Rochester, Minnesota
+1 480.301.8000 • Arizona
+1 904.953.0853 • Flórida
+1 507.538.3270 • Minnesota
mayoclinic.org/cancercenter

Memorial Sloan Kettering Cancer Center
Nova York, Nova York
+1 800.525.2225 • mskcc.org

Moffitt Cancer Center
Tampa, Flórida
+1 888.663.3488 • moffitt.org

O'Neal Comprehensive Cancer Center, UAB
Birmingham, Alabama
+1 800.822.0933 • uab.edu/onealcancercenter

Robert H. Lurie Comprehensive Cancer Center,
Northwestern University
Chicago, Illinois
+1 866.587.4322 • cancer.northwestern.edu

Roswell Park Comprehensive Cancer Center
Buffalo, Nova York
+1 877.275.7724 • roswellpark.org

Siteman Cancer Center, Barnes-Jewish Hospital
and Washington University School of Medicine
St. Louis, Missouri
+1 800.600.3606 • siteman.wustl.edu

St. Jude Children's Research Hospital/
The University of Tennessee Health Science Center
Memphis, Tennessee
+1 866.278.5833 • stjude.org
+1 901.448.5500 • uthsc.edu

Stanford Cancer Institute
Stanford, Califórnia
+1 877.668.7535 • cancer.stanford.edu

The Ohio State University Comprehensive Cancer Center –
James Cancer Hospital and Solove Research Institute
Columbus, Ohio
+1 800.293.5066 • cancer.osu.edu

The UChicago Medicine Comprehensive Cancer Center
Chicago, Illinois
+1 773.702.1000 • uchicagomedicine.org/cancer

The University of Texas MD Anderson Cancer Center
Houston, Texas
+1 844.269.5922 • mdanderson.org

UC Davis Comprehensive Cancer Center
Sacramento, Califórnia
+1 916.734.5959 • +1 800.770.9261
health.ucdavis.edu/cancer

UC San Diego Moores Cancer Center
La Jolla, Califórnia
+1 858.822.6100 • cancer.ucsd.edu

UCLA Jonsson Comprehensive Cancer Center
Los Angeles, Califórnia
+1 310.825.5268 • uclahealth.org/cancer

UCSF Helen Diller Family
Comprehensive Cancer Center
San Francisco, Califórnia
+1 800.689.8273 • cancer.ucsf.edu

University of Colorado Cancer Center
Aurora, Colorado
+1 720.848.0300 • coloradocancercenter.org

University of Michigan Rogel Cancer Center
Ann Arbor, Michigan
+1 800.865.1125 • rogelcancercenter.org

University of Wisconsin Carbone Cancer Center
Madison, Wisconsin
+1 608.265.1700 • uwhealth.org/cancer

UT Southwestern Simmons
Comprehensive Cancer Center
Dallas, Texas
+1 214.648.3111 • utsouthwestern.edu/simmons

Vanderbilt-Ingram Cancer Center
Nashville, Tennessee
+1 877.936.8422 • vicc.org

Yale Cancer Center/Smilow Cancer Hospital
New Haven, Connecticut
+1 855.4.SMILOW • yalecancercenter.org

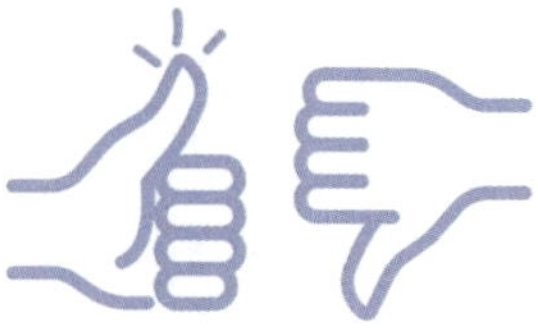

Conte-nos a sua opinião!

Reserve alguns minutos para responder a uma pesquisa on-line sobre as NCCN Guidelines for Patients.

NCCN.org/patients/response

Observações

Índice

biópsia 9, 12, 14-16, 19, 23-24

broncoscopia 16, 22

centros de câncer da NCCN 33

cirurgia 7, 15-16, 22-24, 30-31, 36, 38-43, 46, 51

colaboradores da NCCN 32

cuidados na sobrevida 57-59

efeitos colaterais 37, 42, 48, 54, 58, 61

ensaio clínico 7, 10, 32-33

estágio do câncer 6, 28, 30-31, 42

exame físico 15, 20

exames de imagem 9, 11-15, 23, 40

fator de risco 10

histórico clínico 20

imunoterapia 37-38, 54

laudo patológico 16-17, 24

quimioimunoterapia 38-39

quimiorradiação 7, 32, 34, 37, 39, 43, 46, 50-55

quimioterapia 32, 36-37, 39, 43, 46-48, 52, 54

radioterapia 7, 11, 31-32, 36-38, 43, 46-48, 52-53, 57

segunda opinião 61

terapia adjuvante 38, 41, 43, 47

terapia de apoio 7, 25, 37

terapia direcionada 37

terapia neoadjuvante 38-39

tomografia computadorizada de baixa dose (TCBD) 12

tumor de sulco superior 19

tumor primário 28